京都医療センター

メタボ外来の やせるレシピ

3か月で確実!

日本一と評判のメタボ外来誌上受診ブック

独立行政法人 国立病院機構 京都医療センター 著

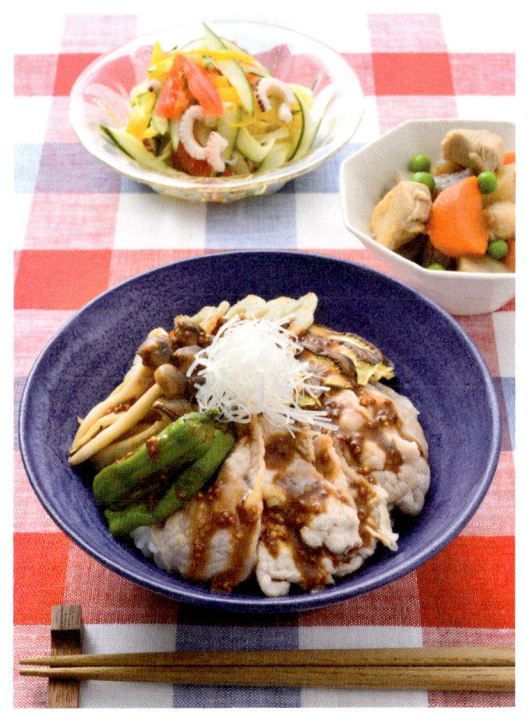

セブン&アイ出版

おなかいっぱい食べながら、
無理なく減量。
患者さんにも評判の
「スマートランチ」のレシピが
1冊の本になりました

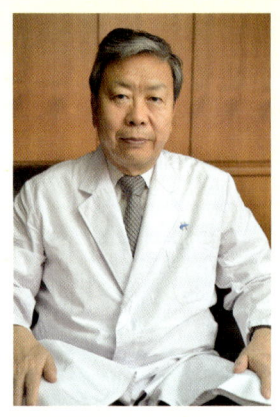

独立行政法人国立病院機構
京都医療センター院長
中村孝志

　私ども独立行政法人国立病院機構京都医療センターは、1961年糖尿病相談室の設置をもって糖尿病診療をスタートしました。1968年には糖尿病センターの前身となる糖尿病専門外来が設置され、以来、糖尿病患者のための教育入院システムをはじめ、高い専門性を備えた医師、看護師、栄養士、薬剤師、検査技師などがチームとなって先進的な糖尿病診療を行い、成果を上げてきたという、ほかに例を見ない長い歴史があります。1988年には、糖尿病の教育と治療のためのWHO（世界保健機関）糖尿病協力センターにも指定されています。

　「肥満・メタボリックシンドローム外来」は、肥満に伴う糖尿病患者の急増を受け、2001年、糖尿病センターの中の特殊専門外来として開設されました（当時は「肥満・運動療法外来」）。全国でも珍しいメタボ外来は、糖尿病専門外来のチーム医療を引き継ぎつつ、診断・減量指導・治療に取り組み、多くの患者さんの減量に成果を上げ、合併症の予防に尽力しています。

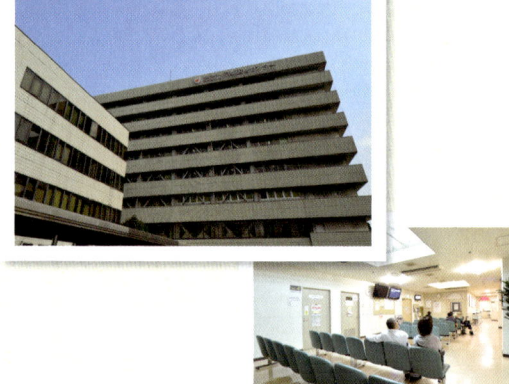

Message

その一環として、2007年にスタートしたのが、院内のレストランで提供される「スマートランチ」です（当時は「メタボ外来推奨メニュー・メタボ対策ランチ」）。これは、減量継続のための正しい食事量、質のよいレシピを実際に体験していただくため、レストランと京都医療センターが連携し、季節に合わせたランチメニューを提供するというものです。適正なエネルギー量の範囲内で、栄養バランスにすぐれ、おいしさも食べごたえも抜群のメニューは、患者さんの間でも評判となりました。

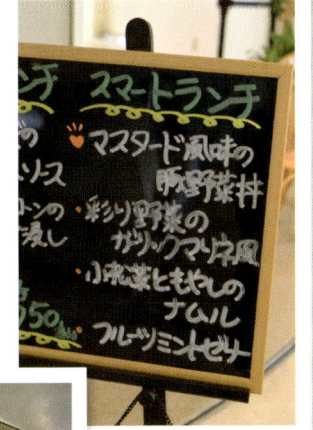

本書は、この「スマートランチ」を家庭でも再現し、継続して肥満やメタボリックシンドローム改善に役立てられるよう、7年近くの間に蓄積したレシピをもとに構成しています。すべてのメニューが1食につき「約500kcal」で「塩分約3g」と、ゆるやかで無理のない減量に適したものになっています。また、減量時に必要な、食物繊維をはじめとする各種栄養素がバランスよくとれ、減量中でも空腹感を感じることなく、おなかいっぱい食べられるように工夫されているのも大きな特徴でしょう。さらに、初心者の方でも調理しやすいよう、手に入りやすい食材、調味料だけを使用し、ほとんどのレシピは3ステップでできるようにアレンジしています。

メタボリックシンドロームは動脈硬化や心筋梗塞、脳卒中などのリスクを高めます。しかしながら成人のメタボ患者はまだまだ多く、厚生労働省の2007年国民健康・栄養調査ではおよそ1070万人、その予備軍をあわせると約2010万人にものぼります。これは成人男性では約2人に1人、成人女性でも約5人に1人があてはまる計算になります。健診で肥満が指摘された方はもちろんのこと、最近ちょっと太ったかな…と思っている方、糖尿病をはじめとする生活習慣病が気になる方など、やせたい人すべてにこの本を手にとっていただき、すっきりと健康な体を取り戻してほしいと願っています。

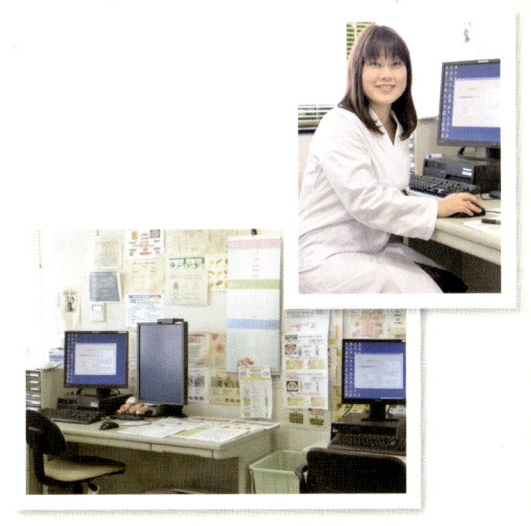

CONTENTS

2　Message

6　**PART1**　おなかポッコリを本気で治したいなら
メタボ外来 誌上受診

7　京都医療センターのメタボ外来って、どんなところ？／8 メタボリックシンドロームを正しく理解していますか？
9 肥満の判定基準"BMI"を自分で計算してみましょう／10 メタボかどうか、診断してみましょう
11 メタボになりやすい生活＆食習慣があります／12 ダイエットの理想は3〜6か月で体重5％減です
13 食生活を見直すことが、ダイエット成功への近道！

14　まずは1食あたりの適正量を覚えましょう／15 これだけを食べればやせる？そんな食べものはありません
16 適正量を目で見て覚えるのもおすすめです／17 食べ方にもコツがあります
18 低カロリーでも満腹感がある調理の工夫を／22 食材の分量目安表

23　**PART2**　これで1日およそ1400〜1500kcal。おうちで減量入院を体験！
やせるボリューム献立14

24	Menu1	マスタード風味の豚野菜丼献立 マスタード風味の豚野菜丼　筑前煮　いかと野菜のガーリックマリネ	558kcal
26	Menu2	魚介のオイスターソース炒め献立 魚介のオイスターソース炒め　サンラータン　ごはん	488kcal
28	Menu3	オムライスのトマトソースがけ献立 オムライスのトマトソースがけ　ほうれんそうのサラダ　ごぼうのポタージュ	571kcal
30	Menu4	彩りビビンバ丼献立 彩りビビンバ丼　トマトとスナップえんどうのサラダ　海鮮ギョーザ スープ仕立て	577kcal
32	Menu5	野菜たっぷりサラダずし献立 野菜たっぷりサラダずし　具だくさんおすまし　鶏つくねの照り焼き	529kcal
34	Menu6	ブイヤベース献立 ブイヤベース　あっさりポテトサラダ　ターメリックライス	583kcal
36	Menu7	さけのホイルチャンチャン焼き献立 さけのホイルチャンチャン焼き　ごろごろ野菜の汁もの　雑穀ごはん	516kcal
38	Menu8	かじきソテー丼献立 かじきソテー丼　きゅうりの梅肉あえ　チンゲン菜のスープ	444kcal
40	Menu9	ほうれんそうカレー献立 ほうれんそうカレー　パリパリサラダ	478kcal
42	Menu10	京風おでん献立 京風おでん　きんぴらのり巻き　蒸し野菜とピクルスのサラダ	504kcal
44	Menu11	シーフードドリア献立 シーフードドリア　ころころ野菜と豆のサラダ　トマトスープ	560kcal
46	Menu12	鶏肉と野菜の豆乳シチュー献立 鶏肉と野菜の豆乳シチュー　白菜とりんごのサラダ　パセリライス	518kcal
48	Menu13	和風ジャージャーめん献立 和風ジャージャーめん なすとキャベツのさっぱりあえ スティックサラダ ツナディップ添え	450kcal
50	Menu14	野菜たっぷり寄せ鍋献立 野菜たっぷり寄せ鍋　三色なます　ごはん	508kcal

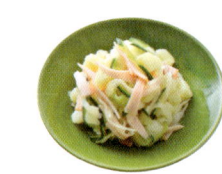

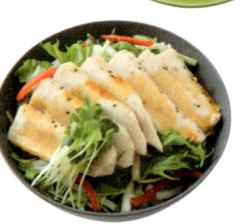

52 「やせるボリューム献立」に合わせて　ごはんとパンのおすすめ朝食例
　　53 目玉焼きと野菜ソテー定食 420kcal ／ 53 ゆで卵とサラダプレート 454kcal ／ 54 ウインナーのトマト煮プレート 430kcal
　　54 スクランブルエッグプレート 424kcal ／ 55 焼き魚とおひたし定食 353kcal ／ 55 コンソメスーププレート 393kcal

56 「やせるボリューム献立」で1週間　おすすめ組み合わせ例

58 **column1 食べ方ひとつでダイエット　間食編**

60 これなら安心！　低カロリーおやつレシピ
　　60 ベイクドチーズケーキ 80kcal ／ 61 豆腐アイスクリーム 78kcal ／ 61 抹茶豆乳プリン 41kcal
　　62 ココアクッキー 72kcal ／ 62 みたらしだんご 66kcal

63 **PART3** 食べ過ぎ、飲み過ぎをチャラにして"うっかりリバウンド"を防ぐ！
1食置きかえメニュー 11

64	きのこたっぷりカレー丼	360kcal	66	酢鶏丼　350kcal
67	ごぼう入り牛丼	395kcal	68	ピリ辛きんぴら丼　328kcal
69	シーフードの炊き込みピラフ	382kcal	70	トマトミートスパゲッティ　369kcal
71	スパゲッティカルボナーラ	368kcal	72	小松菜とツナのスパゲッティ　374kcal
73	海鮮あんかけ焼きそば	362kcal	74	春雨タンタンメン　284kcal
75	あさりと鶏のあっさりめん	297kcal		

76 たっぷりサラダには手作りの食べるドレッシングを！

78 **column2 食べ方ひとつでダイエット　外食編**

81 **PART4** 揚げものもカレーも食べたい！簡単ワザでエネルギーオフ
低カロリーの人気おかず 10

82	揚げないサクサクとんかつ	203kcal	82	焼きコロッケ　195kcal
84	揚げないカリカリから揚げ	188kcal	84	ポテトガレットピザ　278kcal
86	キーマカレー グリル野菜添え	474kcal	87	牛すじ入り和風カレー　433kcal
88	根菜たっぷりカレー	475kcal	89	大豆入りシーフードカレー　501kcal
90	さけの豆乳グラタン	227kcal	90	豆腐となすのラザニア風　211kcal

92 実例！メタボ外来の患者さん やせた！ヒストリー

94 材料別INDEX

97 メタボ外来考案 **ダイエットノート**

124 「やせるレシピ」と合わせて実践しよう！手軽な運動で、"やせる力"アップ！

126 比べればわかる！このエネルギーってどのくらい？

この本を使う前に

- この本で紹介しているレシピは、基本的に2人分です。レシピによっては、1人分や4人分、作りやすい分量などにしているところがあります。
- 表示のエネルギー量は、1人分の概算です。
- 表示している大さじ1は15㎖、小さじ1は5㎖、1カップは200㎖です。米は1合＝180㎖です。
- 電子レンジのW数と加熱時間は、それぞれレシピ内に表示しています。電子レンジやオーブン、オーブントースターは機種により加熱時間が異なる場合がありますので、表示の加熱時間を目安に様子をみながら加熱してください。
- 材料の分量は、可能な限り概量で示してあります。概量のあとの（　）内は、皮や葉、芯、根など廃棄部分の重量を除いた可食部分（正味）のg数です。
- 「だし汁」については、市販の和風顆粒だしを分量のお湯に溶かして使っても便利です。手作りする場合は、水3カップに削り節1カップ、昆布（5×5㎝）1枚を鍋に入れ、ゆっくり煮立ててこしてください。また、固形スープの素1個（4g）は、顆粒コンソメ小さじ1相当です。種類や商品によって塩分の量が異なりますので、パッケージの表示を参考にしてください。

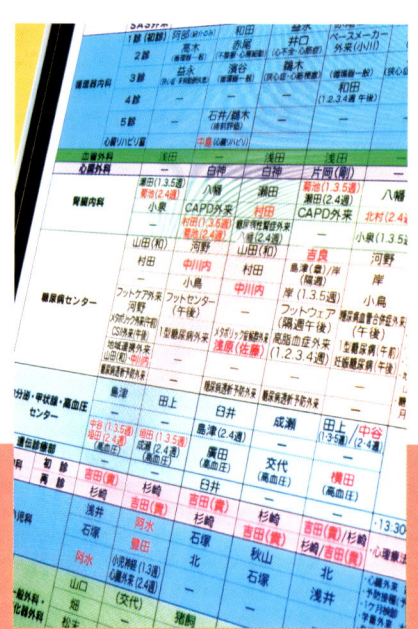

PART 1

おなかポッコリを本気で治したいなら
メタボ外来 誌上受診

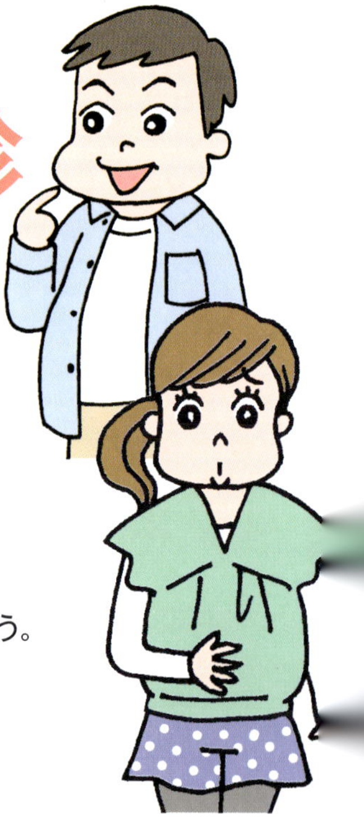

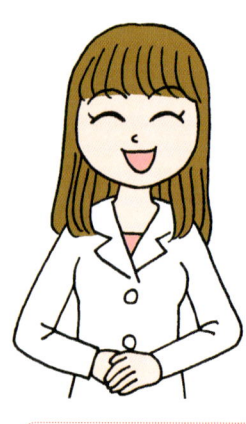

京都医療センターには、全国でも珍しい
「肥満・メタボリックシンドローム外来」があります。
医師、看護師、栄養士が一丸となって、
開設以来、たくさんの人を減量成功に導いています。
さまざまなダイエットを繰り返しては挫折してきた人も、
実際に行われている病院のメソッドだから、
今度こそきっとやせられる!
さあ、さっそく「メタボ外来」診察室の扉を開けてみましょう。
それでは、診察を始めます。

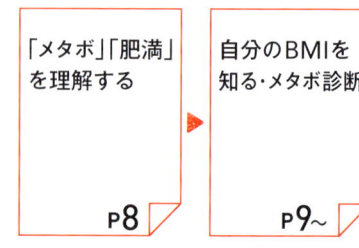

誌上受診の流れ

メタボ外来診察室にて

「メタボ」「肥満」を理解する	自分のBMIを知る・メタボ診断	減量法について知る	食生活を見直す
P8	P9〜	P12〜	P13〜

栄養管理室にて

正しい量と食べ方を知る	具体的な調理のテクニックを覚える
P14〜	P18〜

京都医療センターの
メタボ外来って、
どんなところ?

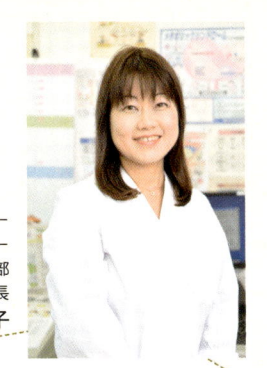

京都医療センター
臨床研究センター
糖尿病研究部
臨床代謝栄養研究室室長
浅原哲子

京都大学医学博士、京都大学医学部非常勤講師、日本肥満学会(評議員、肥満症専門医、指導医)、日本肥満症治療学会(評議員)、日本糖尿病学会(専門医、研修指導医)、日本内分泌学会(評議員、専門医、指導医)、日本抗加齢医学会(専門医)、日本動脈硬化学会(評議員、専門医)、日本病態栄養学会(評議員)。各学会ガイドラインに準じて肥満症治療を行っている。

「肥満、メタボを正しく理解し、食生活の自分の"クセ"を知ることで、少しずつでも確実に減量できるよう、指導しています」

　食生活が豊かになるにつれ、日本でもメタボリックシンドロームによって深刻な病気のリスクが高まっている人が増え続けています。それでも過食や運動不足といった生活習慣は、自分ではわかっていてもなかなか改善しにくいもの。そこで開設されたのがここ、京都医療センターの「肥満・メタボリックシンドローム外来」です。また、外来診療だけではなかなか生活習慣の改善ができない方には、入院治療や薬物治療も行いますし、ほかにも肥満教室の開催など、さまざまなアプローチで減量=メタボ改善をサポートしています。

　2001年のメタボ外来開設から13年、私は肥満に悩む多くの患者さんの診療にあたってきました。といってもここでは、私ひとりで治療しているわけではありません。医師、看護師、栄養士がひとつのチームとなって患者さんの減量を支え、成功させ、継続していけるような医療を行っています。具体的には、専門の看護師が患者さんのそれまでの体重変化や生活状況、またその気持ちや考え方などの聞き取りを行い、それらの情報をもとに、私たち医師が診断・説明、治療、目標設定をし、栄養士がそれに沿って個別指導をするという流れです。必要に応じて、検査技師、心理療法士、健康運動指導士との連携を組むこともあります。

　このチーム医療により、さまざまな立場、さまざまな角度からのアドバイスが提供でき、患者さんは自分に合った減量法を選択していくことが可能になるのです。これが京都医療センターのメタボ外来の大きな特徴です。

　もうひとつの特徴は、独自に開発した「ダイエットノート」の活用です。日々の食事内容と、体重グラフなどを記入していくことで、自分の食行動を客観視でき、食行動の"クセ"を認識することができます。その小さなクセを少しずつ正していくことで、ゆっくりでも確実に減量ができ、リバウンドもしにくくなります。○○だけを食べるとか、食事から○○を除くといった、極端なダイエットとは違う、安全で健康的なダイエットができるのです。

　次ページからの誌上受診は、メタボ外来での診察と同じような流れでまとめられています。まずはここから読み進め、あわせて巻末のダイエットノートを活用してみてください。この本に収載された"脱メタボレシピ"が、より効果的なものになるに違いありません。

メタボ外来 誌上受診中！

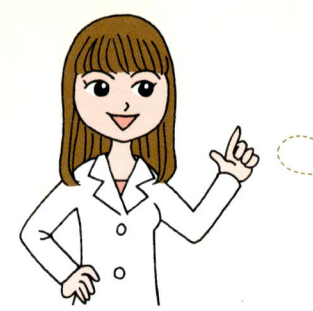

メタボリックシンドロームを
正しく理解していますか？

▶▶ メタボリックシンドロームとは？

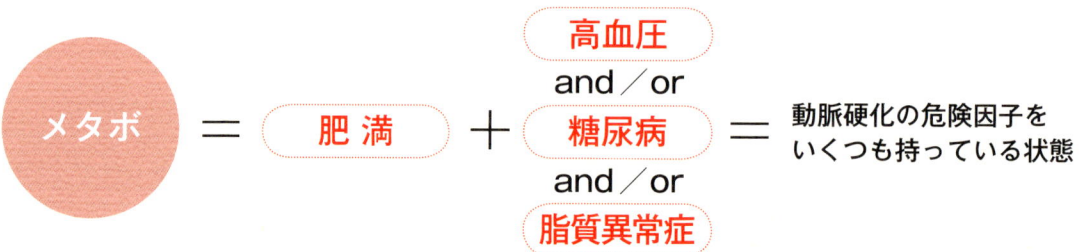

メタボ ＝ 肥満 ＋ 高血圧 and／or 糖尿病 and／or 脂質異常症 ＝ 動脈硬化の危険因子をいくつも持っている状態

肥満に加え、上記の疾患が2つ以上あてはまる状態が「メタボリックシンドローム」。
つまり、メタボの大前提となるのが「肥満」です。
肥満を解消すること＝メタボ解消への近道です！

▶▶ では、肥満とは？

肥満 ＝ 脂肪 が過剰に蓄積した状態

肥満は**脂肪組織が過剰に蓄積した状態**のことをいいます。
では、どのくらいだと過剰というのでしょうか。
それを判断する便利な計算式が、**BMI（Body Mass Index）**。
身長、体重から、あなたの「肥満度」を計算します。

ちなみに 「肥満」と「肥満症」はどこが違うの？

いずれも脂肪組織が過剰に蓄積した状態のことですが、「肥満症」とは特に、肥満（BMI≧25・次ページ参照）が原因となる健康障害を合併するか、悪影響が予測され、医学的に減量が必要なハイレベルの肥満のことで、疾患のひとつと、とらえられています。

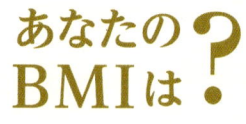
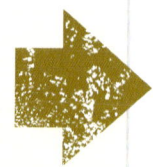

メタボ外来 誌上受診中！

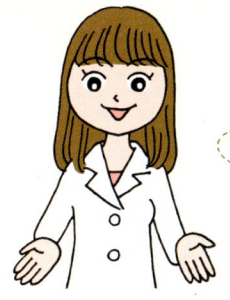

肥満の判定基準"BMI"を自分で計算してみましょう

$$BMI = \frac{体重（\quad）kg}{身長（\quad）m \times 身長（\quad）m}$$

あなたのBMIは、＿＿＿＿です。

BMIが **25** を超えたら要注意！

BMI	判定
25未満	普通
25～30	肥満度1
30～35	肥満度2
35～40	肥満度3
40以上	肥満度4

（kg/m²）

25 以上は 肥満 です

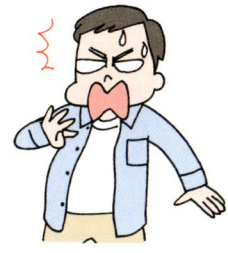

ＢＭＩ **25** 未満を目指すことが大切です！

▶▶ **では、理想体重を計算してみましょう**

もっとも疾病の少ないBMI22を基準として計算します。

標準（理想）体重(kg)＝身長＿＿＿m × 身長＿＿＿m × 22

あなたの理想体重は、＿＿＿＿kgです。

たとえば、身長170cm、体重84kgの人のBMI→84／1.7×1.7＝29
理想体重→1.7×1.7×22≒63.6kg　およそ **20.4kg** オーバー！

ただし、肥満には２つのタイプがある！

肥満（BMI≧25）であっても、医学的に減量を要する状態（肥満症）とは限りません。特に危険なのは内臓脂肪型です。

皮下脂肪型肥満
洋なしの形のように、下半身に脂肪がつくタイプの肥満のこと。皮下脂肪が多いのが特徴で、女性によく見られる肥満です。

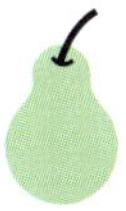

洋なし型肥満

内臓脂肪型肥満
りんごの形のように、上半身に脂肪がつくタイプの肥満のこと。内臓脂肪が中心で、**メタボの危険性が高い** 肥満です。

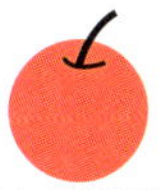

りんご型肥満

あなたはメタボ？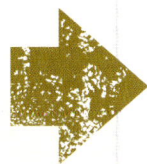

メタボ外来 誌上受診中！

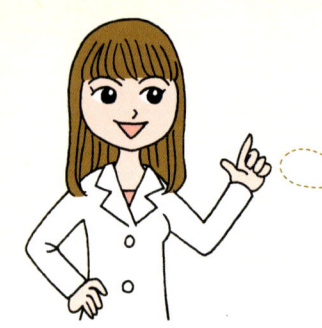

メタボかどうか、
診断してみましょう

START!

診断 1

☐ ウエストの周囲が
- 男性 **85cm以上**
- 女性 **90cm以上**

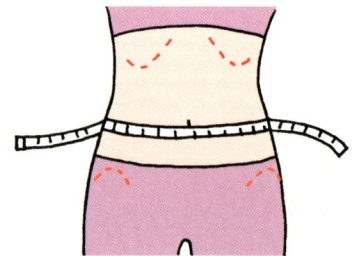

> 診断 1 の「ウエストの周囲」とは、おへその位置で測った数値です。胴の一番細いところではないので注意。この数字を超えている人は、腹部CTによる**内臓脂肪面積がおよそ100cm²以上**に相当します。

自分でできる診断1があてはまったら、もうここでメタボの可能性は**大**！
さらに病院でわかる健診、血液検査の結果を**check!**

診断 2

☐ 中性脂肪・HDLコレステロール
- 中性脂肪が **150mg/dl以上**
- かつ／または HDLコレステロールが **40mg/dl未満**

☐ 血圧
- 収縮期 **130mmHg以上**
- かつ／または 拡張期 **85mmHg以上**

☐ 血糖値
- 空腹時 **110mg/dl以上**

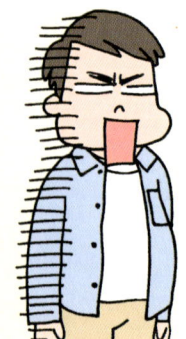

あなたは
メタボです！

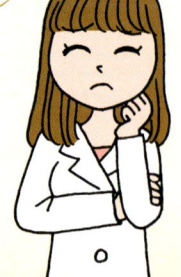

診断1に加え、診断2のうち
2項目以上あてはまったら…

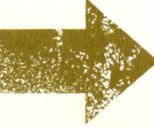

メタボ外来 誌上受診中！

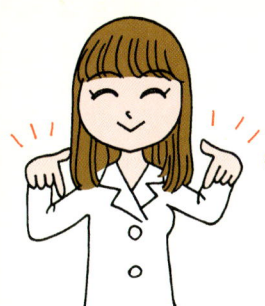

メタボになりやすい生活＆食習慣があります

こちらも CHECK!

- ☐ 満足するまで食べてしまう
- ☐ 早食いである
- ☐ ジュースや缶コーヒーが好きだ
- ☐ 間食、夜食をとることが多い
- ☐ 外食が多い
- ☐ 揚げものが好きだ
- ☐ 食べることがストレス発散になる
- ☐ 家族や友人に太っている人が多い
- ☐ 体重を量るのが面倒だ
- ☐ 歩いて15分かかる場所は乗りものを使う

チェックが 0〜3 個の人は

比較的メタボになりにくいといえます。この調子をキープ！
週に1度は体重計に乗って、現状確認を。

チェックが 4〜7 個の人は

メタボの危険あり。要注意です。
チェック項目を1つでも減らすよう、心がけましょう！

チェックが 8〜10 個の人は

おそらくあなたはメタボリックシンドロームです！
生活習慣を見直し、健診を受け、
体重5％減を目指しましょう。

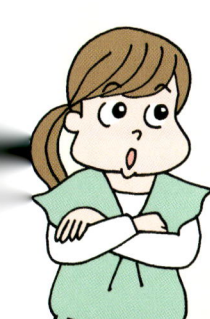

生活習慣、食習慣を変えるとメタボは必ず改善します！

メタボリックシンドロームは、単に脂肪が多いというだけではなく、**心筋梗塞**や**脳血管障害**など生死に関わる大きな疾患の危険を増大させる恐ろしいもの。でも、内臓脂肪は生活習慣、食習慣を変えることで減少しやすい脂肪でもあります。毎日少しずつの積み重ねが、メタボを解消します。さっそく今日から始めましょう！

メタボ外来 誌上受診中！

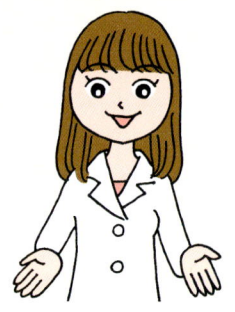

ダイエットの理想は
3～6か月で体重5％減です

▶▶ たとえば…

体重 **100**kgの人なら　　**5**kg 減が目標！
体重 **90**kgの人なら　**4.5**kg 減が目標！
体重 **80**kgの人なら　　**4**kg 減が目標！
体重 **70**kgの人なら　**3.5**kg 減が目標！

だいたい1～3か月で
体重－3kg、
ウエスト－3cm減が
目標となります。

▶▶ この減量なら、リバウンドなし

急激なダイエットはリバウンドしやすいことがわかっています。無理のない生活習慣、食習慣の改善でゆっくり体重を落としていくことが、適正体重を長くキープするポイント。1～2kgの減少でも、内臓脂肪は確実に減少します！

では、なぜ急激なダイエットはリバウンドするのでしょう？

急激な減量をすると、脂肪細胞は小さくなります。脂肪細胞が小さくなると、満腹中枢を刺激し、食欲を抑える**レプチン**というホルモンが減ることに。**レプチン**が減ると、食欲が増進されることも。また、摂取するエネルギーも少なく、満腹感が得られないままの状態が続くと、体は生命の危機を感じ、視床下部に働きかけて、食欲を増進するように指令を出します。また血糖値を維持できず、低血糖になることも視床下部からの食欲増進指令を促します。リバウンドはこうして起こります。

**目で見るとコワイ！
脂肪＝しぼやん**

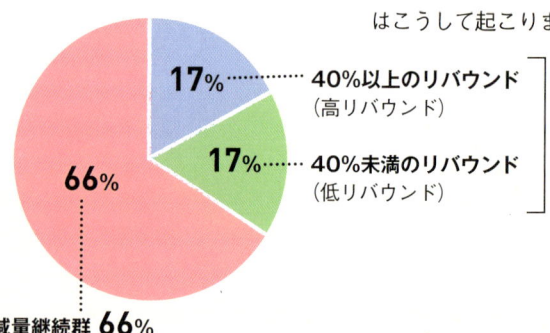

- **17%** …… 40％以上のリバウンド（高リバウンド）
- **17%** …… 40％未満のリバウンド（低リバウンド）
- **リバウンド群 34%**
- **減量継続群 66%**

3か月間で3～5％程度のゆるやかな減量に成功した人の66％は、1年後も減量の継続に成功しています。※国立病院機構肥満症ネットワーク研究より

これは指導で使われる、実際の脂肪の大きさ、重さをあらわした模型、通称しぼやんです。ひと口に1kg、3kgといってもピンとこないものですが、実際に手にしてみると、あまりの重さにビックリ！　かわりに1ℓの牛乳パック3本分、5本分を持ってみましょう。自分が身につけている余分な脂肪の重さを体感できるはず！

メタボ外来 誌上受診中！

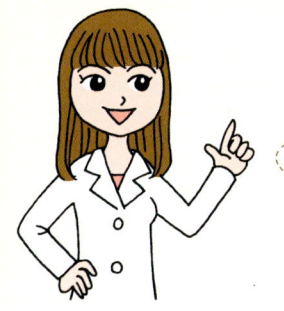

食生活を見直すことが、ダイエット成功への近道！

▶▶ 食べ過ぎなければ太らない

肥満の大きな原因のひとつは、摂取エネルギーが消費エネルギーを上回ること、つまり食べ過ぎです。余分なエネルギー摂取を控えることは、ダイエットの一番の近道といえるでしょう。もちろん、消費エネルギーを増やすためのちょこっと運動も忘れずに。

▶▶ 早食いは食べ過ぎを招く

食事をすると、**レプチン**というホルモンが満腹中枢に働きかけ、食欲を抑えるように働きます。このレプチンは食事を始めてから20分ほど経たないと働かないため、それまでは満腹感が得られず、どんどん食べてしまうことに。よくかんでゆっくり食べれば、食べ過ぎることなく食欲を抑えることができ、内臓脂肪も分解されやすくなります。

▶▶ よくかんでゆっくり食べる

いきなり食べる量をグンと減らすだけでは、空腹感の反動でさらなる過食を招く可能性も。無理なく食べ過ぎを防ぐには、まずは「10回以上よくかんでゆっくり食べる」ことを心がけてみてください。よくかむと、食欲を抑えられる**ヒスタミン**というホルモンが脳内で増え、満腹感を感じられるようになります。

▶▶ まずは間食をやめること

クッキーやおせんべいをちょっとつまんだり、食後にデザートなどを食べがちですが、これが落とし穴。食生活の見直しは、まずは間食をやめることから始まります。たとえば、バニラアイス240kcalを食べた場合、これを消費しようとすると、ウォーキングなら1時間、散歩なら1時間半もしなければなりません（P126参照）。間食をやめ、後述にあるレシピをしっかり食べたほうが、ダイエットには確実な近道です。

このほかのダイエット成功のカギは

- 自分を客観視できる **ダイエットノート**をつける
- 見た目も大事 **毎日鏡で全身をチェック**
- 競い合いながら減量を **ダイエット仲間と情報交換**
- できるだけ体を動かす **ちょこっと運動を心がける**

食生活を見直す「ダイエットノート」

実際に自分がどれだけ食べ過ぎているのかを客観的に知る方法として、おすすめなのが「ダイエットノート」です。日々の食事や体重の変化を記録していくことで、食行動の"クセ"や改善点、目標が明らかになり、改善の効果を目で見ることができれば、やる気もアップ！ しっかり記録できた人のおよそ8割が、ダイエットに成功しています。

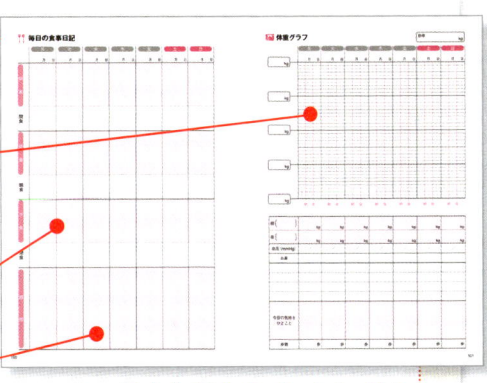

- 体重の推移を折れ線グラフにすることにより、やせるモチベーションアップにつながる。
- 食事の記録欄は、書きやすいように自由なフリースタイル。
- 1週間分の食事の記録と体重の推移が見開きで一覧でき、現状がわかりやすい！

さっそく今日からチャレンジ！
ダイエットノートは97ページから

栄養管理室 食生活指導中！

まずは1食あたりの適正量を覚えましょう

教えていただいた方々

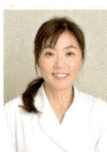
統括診療部
臨床栄養科
栄養管理室
栄養管理室長
西田博樹

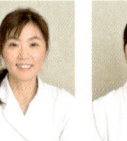
統括診療部
臨床栄養科
栄養管理室
副栄養管理室長
大池教子

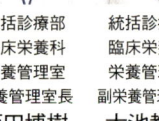
統括診療部
臨床栄養科
栄養管理室
管理栄養士
山地聡子

目指すのは、適正なエネルギー量の範囲内で、バランスよく栄養素がとれる食事です。適正なエネルギー量は、年齢や性別、活動量などによって変わりますが、**女性はおよそ1日に約1400kcal、男性は約1600kcal**です。この本では、**1日におよそ1400～1500kcal**を目安にしています。

> この本で紹介している献立については
> **1食約500kcal、塩分約3g**

▶▶ エネルギーの調節は主食で

エネルギーをとり過ぎないようにするには、主菜の脂肪や、主食の糖質の量をコントロールするのが近道。特に女性や小柄な男性、もっと減量したい人などは、主食量を減らしましょう。

ごはんやパン、めんなど主食の量を減らしたいときは、ただ量を減らすだけでなく、米にしらたきを一緒に炊き込む、野菜と合わせるなど、かさを増やす工夫をすると、満足感が出ます。

副菜
低カロリーでかみごたえのある、野菜を中心にした小鉢など。味つけや調理法が主菜と同じにならないようにします。

主菜
良質なタンパク質がとれる肉や魚をメインに、たっぷりの野菜を合わせたひと品。エネルギーオーバーにならないよう、煮る、焼くなど調理法も工夫しましょう。

主食

例：「魚介のオイスターソース炒め献立」(P26)

▶▶ 掲載している栄養素について

エネルギー
あなたの標準体重(kg・P9参照)×25kcalが1日に必要なエネルギーの目安です。食事を多めにとってしまったら、翌日は控えめにするなど、1週間くらいの単位で調整を。

タンパク質
体をつくるもととなる大切な栄養素。脂肪の少ない肉や魚、卵など動物性タンパク質のほか、豆や大豆製品など植物性タンパク質もバランスよくとりましょう。1日の目安量は体重1kgあたり、1～1.2g。

脂質
1gが9kcalと高カロリー。脂溶性ビタミンの吸収率を上げるなどの役割もありますが、ダイエット中は摂取量を抑えましょう。できるだけ1日の摂取エネルギーの25%以下にしましょう（脂身を控え、調理での油大さじ1～2程度）。

炭水化物
ごはんやパン、めん類の主成分。体を動かすエネルギーとなりますが、とり過ぎれば脂肪として貯蔵されることに。1日の摂取エネルギーの50～60%まで（毎食の主食米飯100～150g程度）が目安です。

塩分
塩分が多く味の濃い食事は、血圧を上げるだけでなく、ごはんの食べ過ぎを招きます。1日6g未満を目標にします。だしのうまみや酸味、スパイスなどを上手に利用するとよいでしょう。

コレステロール
細胞膜の成分やホルモンの原料となるコレステロールも、とり過ぎれば動脈硬化を招きます。肉類などの動物性脂肪を控えましょう。1日200～300mg未満が目標です。

食物繊維
満腹感を得やすくするほか、便秘を予防、解消し、食後の血糖やコレステロールの値も低下させるなど大切な役割を果たします。1日に20～25gはとりたいもの。野菜やきのこ、海藻類、こんにゃくなどを積極的に。

▶ **糖尿病の方は**
血糖値を急激に上げないこと、上がった状態を持続しないことが大切です。夕食に偏らず、主食の食べ過ぎに注意し、3食きちんと食べるようにしましょう。スイーツや、ラーメン＋カレーライスなどの「主食＋油」の組み合わせは食べ過ぎないように注意して。

▶ **脂質異常症の方は**
中性脂肪、コレステロールが高くならない食事を心がけることと、適正な体重の維持が必要です。食べ過ぎに注意し、肉や卵などに含まれるコレステロール、動物性脂肪を控え、コレステロールを低下させるDHA、EPAなどを含む青魚を食べる回数を増やし、野菜を十分にとるようにしましょう。

▶ **高血圧の方は**
減塩（1日6g未満）と適正な体重を維持することが重要です。塩分はほぼ味つけする調味料と、塩蔵（塩わかめなど）・加工品で摂取しています。漬けものや、ハムやチーズなど練り製品を避け、薄味を心がけ、腹八分目にすることが大切。

栄養管理室 食生活指導中！

これだけを食べればやせる？ そんな食べものはありません

たとえば…

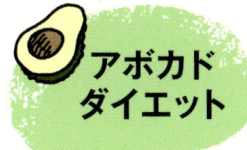
アボカド
ダイエット
❌
脂肪が多くエネルギー過多

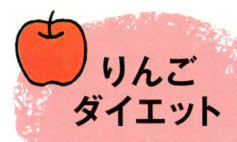
りんご
ダイエット
❌
果糖が多く血糖値が急上昇

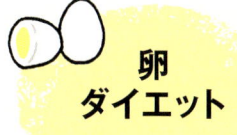
卵
ダイエット
❌
コレステロールを過剰に摂取

「○○ダイエット」などといった、特定の食材だけで体重を減らすというさまざまなダイエット法が世間をにぎわすことがあります。でも"それさえ食べればやせる"といった、そんな都合のいい食材はありません。一時的に体重は落ちたにしても、もとの食生活に戻ったときにリバウンドしやすく、栄養バランスの偏りから、体調をくずすなどの弊害が起こります。

健康的にやせるためには「バランスのいい食事」が不可欠！

▶▶ エネルギー量が同じなら、何を食べてもいいわけではない

バランスのいい食事とは、体に必要な栄養素を補給しつつ、適正なエネルギーを補給できる食事のこと。同じエネルギー量でも、必要な栄養素がとれない食事はNGです。

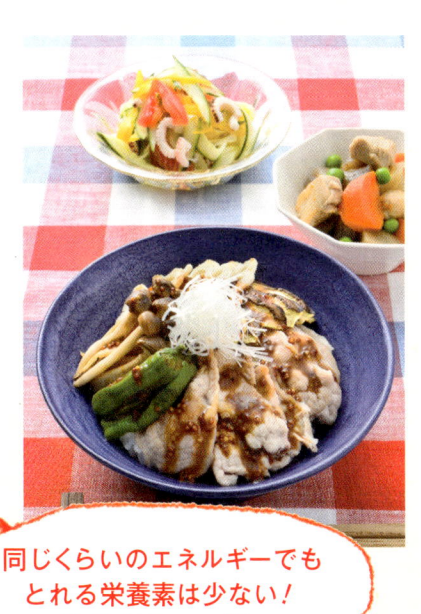

たとえば、

	マスタード風味の豚野菜丼献立（P24）	→ カップめん	
エネルギー	558kcal	500kcal	→
タンパク質	30g	10g	↓
食物繊維	8.1g	4g	↓
塩分	2.3g	7～8g	↑

同じくらいのエネルギーでもとれる栄養素は少ない！ 塩分だけアップ！

栄養管理室 食生活指導中！

適正量を目で見て覚えるのもおすすめです

▶▶ 手ばかりを覚えておこう

適正なエネルギーの食事を作るのに、食材の大体の量を見てわかるようにしておくと、いちいちはかりを取り出さなくても済むのでラク。自分の手の大きさを利用した"手ばかり"を覚えておきましょう。

主菜　1食あたりのタンパク源となる食材の目安量＝**70〜100g**

手のひらにおさまるくらいの大きさ

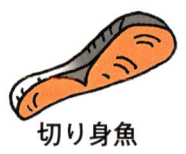
薄切り肉＝3〜4枚

脂肪の多い青背の魚の場合は指先にのる程度

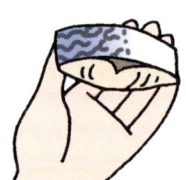
青背の切り身魚＝小1切れ

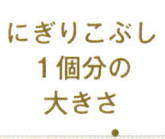
切り身魚＝1切れ

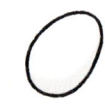
卵＝約1個

副菜　1食あたりの野菜の目安量＝**約120g**

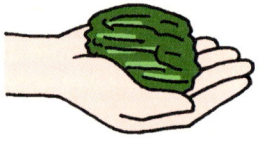
加熱した野菜（ゆでる・煮る・炒める）の場合は片手に山盛り

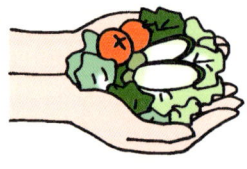
生の野菜の場合は両手に山盛り

くだもの　1食あたりのくだものの目安量＝**約100g**

にぎりこぶし1個分の大きさ

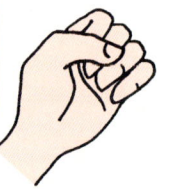 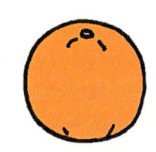 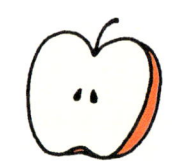

オレンジ＝1個　　りんご＝1/2個

器で量を覚えておくこともできる！

いつも使っている器に盛ったときの分量を量っておくと、大体の量が把握できます。

 たとえば、ごはんや料理を盛ったときに、こんな目安が。

器の余白で　　柄の位置で　　器の深さで

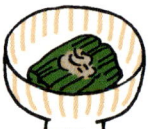 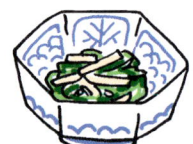 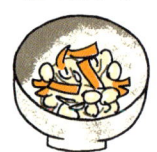

栄養管理室 食生活指導中！

食べ方にもコツがあります

▶▶ 摂取エネルギーを減らす食べ方

同じ量の食事をとるにしても、脂肪がつきにくい食事にする食べ方のちょっとしたコツがあります。この食べ方を習慣にしておくと、少しずつでも摂取エネルギーを減らせます。

① ゆっくり食べる

早食いの人は、満腹中枢を刺激するレプチンというホルモンが働く前にたくさん食べてしまうことが多くあります。時間をかけてゆっくり食べれば、レプチンがしっかりと働き、食事の量が少なくてもはっきりと満腹感を得ることができます。

② 野菜を先に食べる

急激な血糖値の上昇は、過剰なインスリンの分泌につながりがち。インスリンは余分なエネルギーを脂肪に変える働きがあります。サラダやあえものなどの野菜の副菜を先に食べることがおすすめです。野菜に含まれる水溶性の食物繊維は、血糖値の上昇をゆるやかに。まず、野菜を食べてしっかりかむことで、満足感も得やすくなります。

③ 夜遅く食べない

夜、遅い時間に食事をとると、食事でとったエネルギーが消費されにくく、脂肪がつきやすくなってしまいます。生活リズムも乱れ、食事に偏りが出てしまいます。どうしても遅くなってしまうときは、低脂肪で消化のよいタンパク質と野菜を中心に少し食べるくらいにしましょう。

▶▶ アルコールはほどほどに

ダイエット中はできるだけアルコールは控えたいもの。肝臓にも負担がかかります。でも、仕事の後や風呂上がりの1杯がどうしてもやめられない！という人も…。それぞれのエネルギーをしっかり頭に入れて、摂取エネルギーの範囲内で楽しみましょう。くれぐれも飲み過ぎには要注意！

アルコールの適量は？ ➡ 1日 **25g** 以下に抑えましょう！

- ビールなら ……… 中びん1本 (500㎖)
- 日本酒なら ……… 1合弱 (160㎖)
- 焼酎なら ……… 1/2合 (90㎖)
- ワインなら ……… グラス2杯 (200㎖)
- ウイスキーなら ……… ダブル1杯 (60㎖)

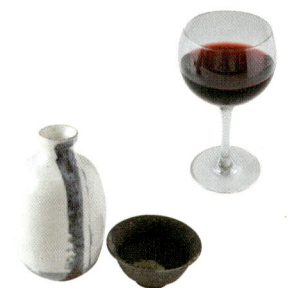

ビールはどれを選ぶ？ ➡ ノンアルコールでもとり過ぎるとエネルギーオーバーに！

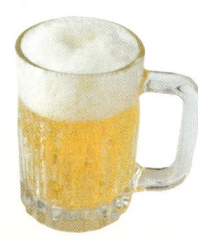

500㎖あたり	アルコール(%)	エネルギー(kcal)	糖質(g)
ビール	5	210	15.0
発泡酒	5.5	225	18.0
発泡酒(糖質OFF)	5	175	6.0～9.0
新ジャンル(リキュールなど)	7	230	3.5～6.0
ノンアルコールビールテイスト飲料	0.00	70	16.5

栄養管理室 食生活指導中！

低カロリーでも満腹感がある調理の工夫を

▶▶ 調理のポイントは5つ

この本で紹介している食事は、栄養バランスがいいのはもちろんですが、何より低カロリーでもおいしくて満腹感、満足感があるのが特徴です。もの足りなくてはなかなか継続できません。ぜひ次の調理のポイントを覚えておきましょう。

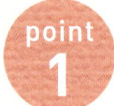

上手な食材選び

まずは低カロリーの食材を選ぶことが大切。根菜類をはじめとする野菜や海藻類、こんにゃくなどは積極的に組み込みたい食材です。肉を使うときもロースやバラより、ヒレやもも肉を。鶏肉ならささみや皮なしの胸肉を選ぶとよいでしょう。いかやたこなどの魚介類はかみごたえもあり、早食い防止にもなります。牛乳も豆乳にかえることでエネルギーダウンに。

肉より魚介がおすすめ
たこやいかなどの魚介類は、低カロリーなだけでなくかみごたえがあり、早食い防止にもお役立ち。

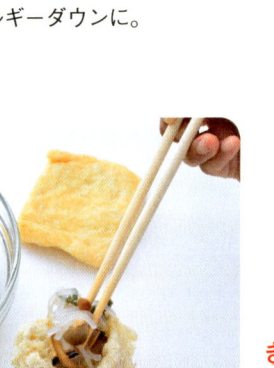

きのこや山菜でうまみもたっぷり
山菜は便利な水煮のものでOK。
きのこ類はうまみたっぷりで
味わいの面でもおすすめ。

肉は脂肪の少ない部位をチョイス！

実際に栄養指導する際、「安いから豚バラ肉を使うことが多い」という患者さんも多いとか。豚バラ肉は脂肪が多く、高カロリーです。また、鶏肉でも胸肉なら安心と思いがちですが、実は同じくらいのエネルギー量。それより皮を取り除くかどうかが大切。皮を取り除くと、エネルギー量を約半分に減らすことができます。

◎可食部100gあたりの肉のエネルギー

牛肉	バラ	肩ロース（脂肪あり）	もも（脂肪なし）	ヒレ（脂肪なし）
	517kcal ＞	411kcal ＞	220kcal ＞	223kcal
豚肉	バラ	ロース（脂肪あり）	もも（脂肪なし）	ヒレ（脂肪なし）
	386kcal ＞	263kcal ＞	148kcal ＞	115kcal
鶏肉		皮	もも（皮あり）	胸（皮あり）
		497kcal ＞	200kcal ＞	191kcal

※日本食品標準成分表2010より

栄養管理室 食生活指導中！

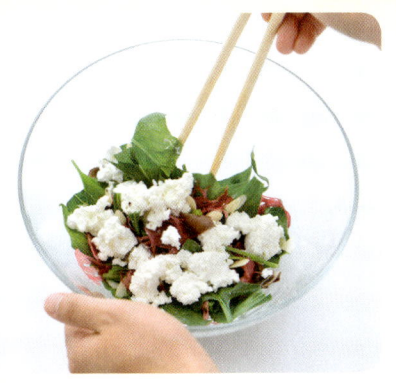

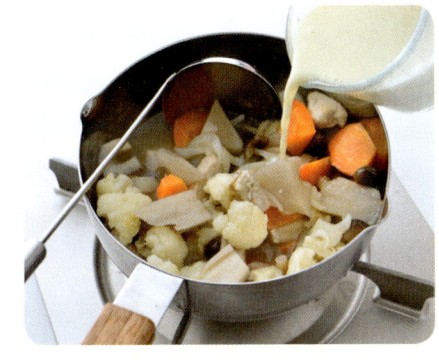

根菜など便秘解消食材をチョイス！

体に不要なものをしっかりと体外に排出することも、ダイエットには大切なこと。食物繊維を多く含む食材をたっぷりととって、便通をよくするように心がけましょう。根菜やきのこをはじめとする野菜類や海藻、こんにゃくなどがおすすめです。かみごたえがあり、食べ過ぎを招く早食いを予防。腸内環境も整えて、免疫力をアップするなど、いいことずくめです。

低カロリーでも栄養あり

食物繊維も多く含む海藻はダイエット中のおすすめ食材。カッテージチーズはカルシウム源としても優秀。

牛乳より豆乳をチョイス

牛乳を使う料理のほとんどは、豆乳に置きかえが可能。1カップあたり40kcalほどカットできます。

point 2　歯ごたえを残す調理

歯ごたえがよい＝かむのに時間がかかるため、自然と食べるのに時間がかかり、少量でも満腹感を得やすくなります。かたい食材を選ぶのはもちろんのこと、切り方や加熱の仕方でもかみごたえが出るように工夫をしましょう。

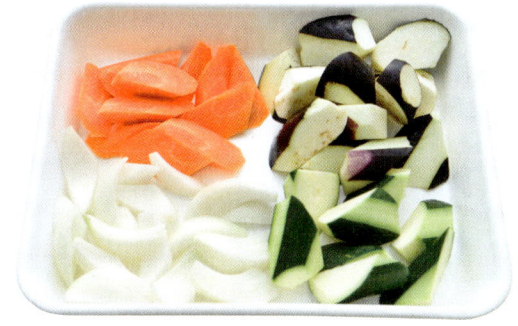

大きめに切る

食材は少し大きめにカットすることで、かむ回数をアップ。

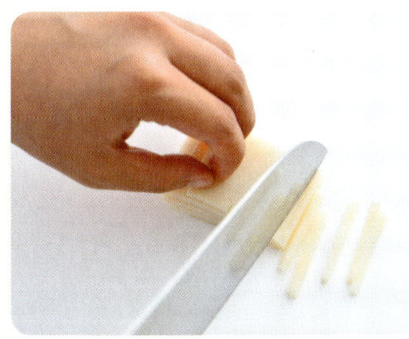

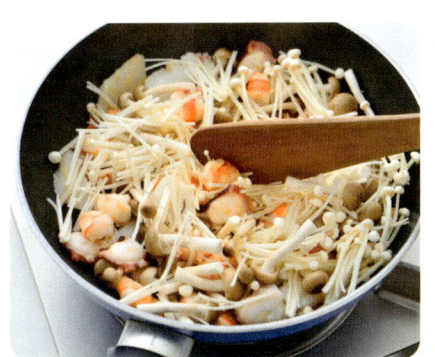

繊維に沿って切る

野菜をせん切りにするときは、繊維に沿って切るほうが、シャキッとした歯ごたえを残すことができます。

加熱し過ぎに注意

炒めもの、煮ものは、ほどよくかたさが残る程度に加熱を。加熱し過ぎは歯ごたえがなくなります。

栄養管理室 食生活指導中！

徹底した脂&油抜き

油脂は1gあたり9kcalと高カロリー。できるだけとる量を抑えましょう。豚肉の脂肪を切り落とす、鶏肉の皮を除くなどの下ごしらえや、調理の工夫でも油脂を減らすことができます。また脂質を多く含むマヨネーズやカレールウ、バターなどもできれば避けたいもの。低カロリーのものと合わせてエネルギーダウンするのもひとつの方法です。

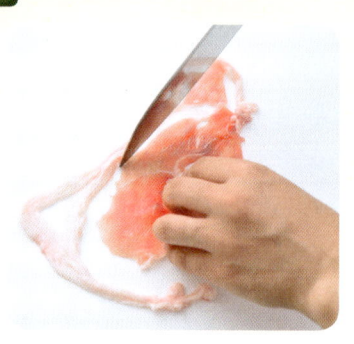

脂身は切り落とす
肉についている目立った脂身を切り落とすだけでも、グッとエネルギーダウンできます。

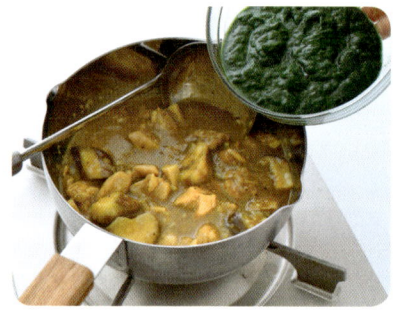

少ないルウでもおいしく
カレーは野菜のペーストを加えて風味をアップし、ほどよいとろみをつけてルウの使用量を抑えます。

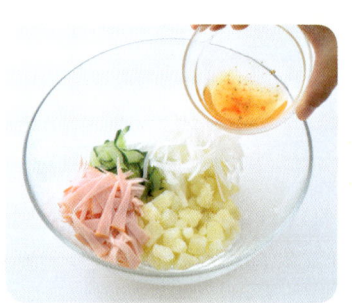

マヨは使わない
マヨネーズは大さじ1で80kcalものエネルギーが。ノンオイルドレッシングにかえて脂質をカット。

調理道具で油脂をカット！
脂が少なくてもこげつかないフッ素樹脂加工のフライパンや脂が落ちるグリルパン、蒸し器などはダイエットの強い味方。積極的に活用しましょう。

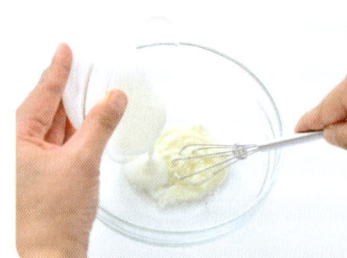

ヨーグルトでマイルドに
マヨネーズはヨーグルトを混ぜてエネルギーをダウン。

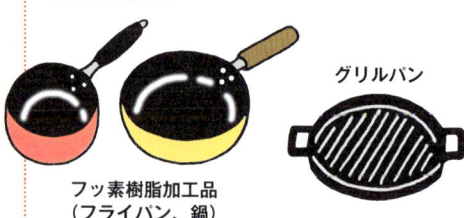

フッ素樹脂加工品（フライパン、鍋）　グリルパン

蒸す調理道具

タジン鍋（モロッコ地方の加水しないで蒸し調理できる鍋）

蒸し器

シリコンスチーマー（電子レンジ加熱する際に用いるシリコン製の器）

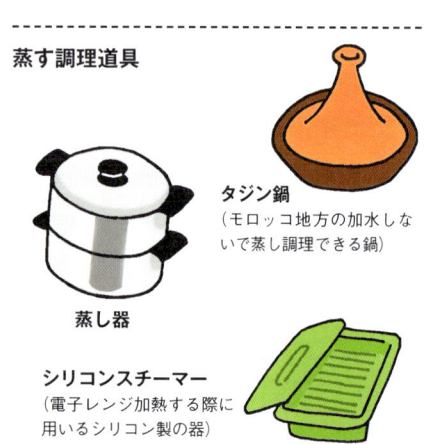

調理の工夫でエネルギーダウン！
調理法によってもエネルギーに大きく差が出ます。なるべく油を使わず、食材そのものの脂を利用しましょう。ふたをして蒸し焼きにするのも油の使用量が少なくてすみ、おすすめです。

豚ロース肉（脂肪あり）100g/263kcalを加熱調理した場合

揚げる	焼く	蒸す	煮る	網焼きにする	ゆでる
443kcal（パン粉あり）	245kcal（フライパン）	245kcal	242kcal	197kcal	189kcal

参考文献：『調理のためのベーシックデータ』（女子栄養大学出版部）『エネルギー早わかり』（女子栄養大学出版部）

栄養管理室 食生活指導中！

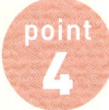

point 4　かさ増しテク

ごはんに低カロリーのしらたきを刻んで炊き込んだり、肉そぼろにおからを加えて炒めるなど、おなかいっぱい食べても安心のダイエットバージョンに。また、ひと皿に野菜をたっぷりと組み込むことで、見た目にもボリューム感のある料理に仕上げます。

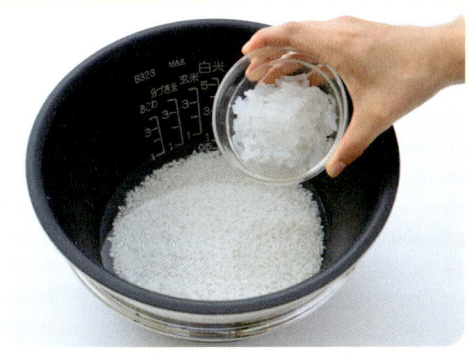

しらたきでかさ増し

ごはんはしらたきを一緒に炊き込んでボリュームアップ。少ない米でも食べごたえはグンとアップ。

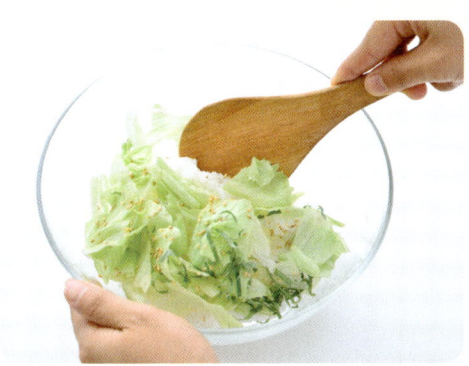

ごはんをボリュームアップ

ごはんにレタスなどの野菜を混ぜ込んでボリュームアップ。食物繊維やビタミンも補給。

point 5　汁は具だくさん

汁ものは具を多めにして、食べるスープに。必然的に汁の量が少なくなり、減塩にもつながります。具は根菜などの野菜を中心に、うまみの多いきのこ、良質なタンパク源となる豆腐、かみごたえのある枝豆などが低カロリーでおすすめです。

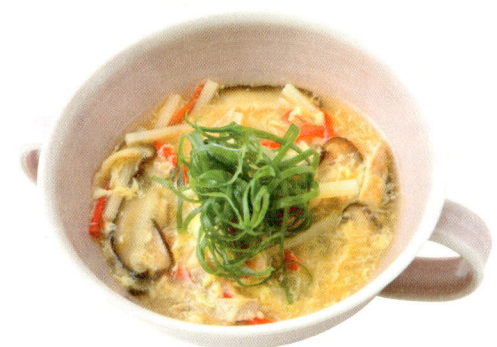

具は野菜中心に

野菜や乾物などをたっぷり入れた汁ものでおなかも満足、余分な塩分もカット。

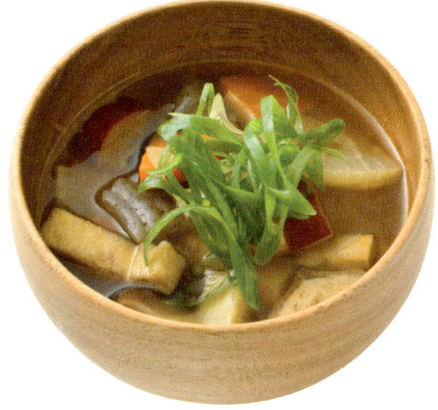

大きめカットでさらに◎

具は大きめに切ることで歯ごたえを残して。とろみをつけるとさらに食べごたえが増します。

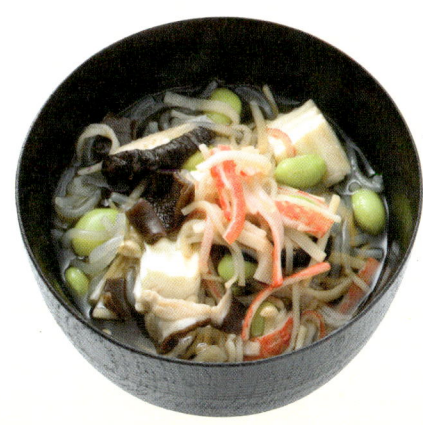

きのこのうまみを活用

低カロリーのきのこ類は、うまみたっぷりで汁ものに合うお助け食材。食物繊維もしっかり補給。

食材の分量目安表

※概量と使用目安量は、食材によって大きさが異なる場合がありますので、あくまでも目安としてお考えください。
※重量は、皮や葉、芯、根など廃棄部分を除いた可食部分(正味)のg数です。エネルギーは正味の重量で計算しています。

食品名	概量	重量(g)	エネルギー(kcal)	100gあたりのエネルギー(kcal)	使用目安量	重量(g)	エネルギー
なす	1本	80	18	22	1/2本	40	9
きゅうり	1本	100	14	14	1本	100	14
トマト	1個	200	38	19	1/2個	100	19
パプリカ	1個	150	45	30	1/10個	15	5
玉ねぎ	1個	200	74	37	1/2個	100	37
しめじ	1パック	80	14	18	1/2パック	40	7
えのきたけ	1袋	80	18	22	1/2袋	40	9
しいたけ	1枚	10	2	18	2枚	20	4
ほうれんそう	1束	200	40	20	1/2束	100	20
白菜	1枚	80	11	14	2枚	160	22
カリフラワー	1株	480	130	27	1/6株	80	22
大根	1本	1000	180	18	1/5本	200	36
れんこん	1節	180	119	66	1/3節	60	40
ごぼう	1本	160	104	65	1/2本	80	52
にんじん	1本	180	67	37	1/3本	60	22
かぼちゃ	1/4個	250	228	91	1/10個	100	91
じゃがいも	1個	100	76	76	1個	100	76
こんにゃく	1枚	180	9	5	1/6枚	30	2
しらたき	1袋	180	11	6	1/3袋	60	4
えび	1尾	20	16	82	5尾	100	82
ゆでだこの足	1本	60	59	99	2本	120	119
さけ	1切れ	70	93	133	1切れ	70	93
豆腐(絹ごし)	1丁	300	168	56	1/3丁	100	56
卵	1個	50	76	151	1個	50	76
ハム	1枚	20	39	196	1枚	20	39
豚もも肉	薄切り1枚	30	44	148	薄切り1枚	30	44
鶏もも肉皮なし	1枚	200	276	138	1枚	200	276
鶏胸肉皮なし	1枚	200	242	121	1/2枚	100	121
牛ひき肉		100	224	224		100	224
豚ひき肉		100	221	221		100	221
鶏ひき肉		100	166	166		100	166
ごはん	茶碗1杯分	150	252	168	茶碗1杯分	150	252

PART 2

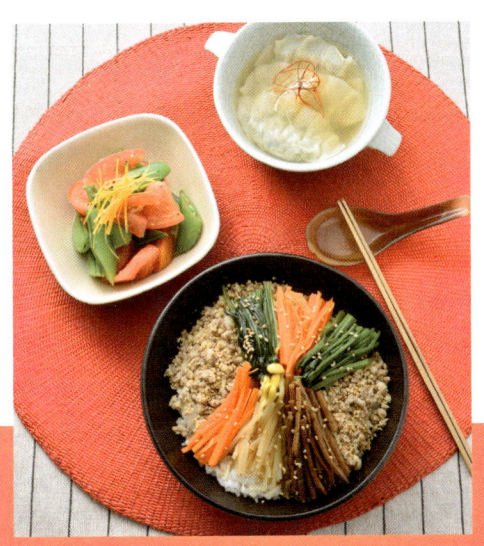

これで1日およそ1400〜1500kcal。
おうちで減量入院を体験！
やせるボリューム献立14

減量中はつい間食をしてしまったり、ガマンできずにドカ食いしてしまったり…。
今まで成功しなかったワケはそこにあります。
それなら、やせる食事をきちんと食べればいいんです！
高カロリーの食材を低カロリーの食材に置きかえたり、
よーくかんでゆっくり食べることができるような食材選びと調理法で、
少ない量でも、無理なく満足できる食事作りのワザを覚えましょう。
ここで紹介する献立の摂取エネルギーは、1食約500kcal。
調理がグッとラクになる、作りおきアイデアも！
ランチや晩ごはんにおすすめの14献立を上手に組み合わせて、メタボを解消しましょう！

> 女性や小柄な男性、もっと減量したい人などは、
> 献立の主食量を減らすとよいでしょう。

「やせるボリューム献立」に合わせて ごはんとパンのおすすめ朝食例 ▶ P52へ

「やせるボリューム献立」で1週間 おすすめ組み合わせ例 ▶ P56へ

＊材料の分量は可能な限り概量で示してあります。
概量のあとの（　）内は、皮や葉、芯、根など廃棄部分の
重量を除いた可食部分のg数です。

Menu 1　マスタード風味の豚野菜丼献立

1人分 558kcal

豚肉は脂肪の少ないもも肉をチョイス、さらに脂を落としてよりエネルギーをカット。根菜やいかなど、かみごたえのある食材たっぷりの副菜で、満腹感の得やすい献立に。ごはんはしらたきを一緒に炊き込んで、かさ増しします。

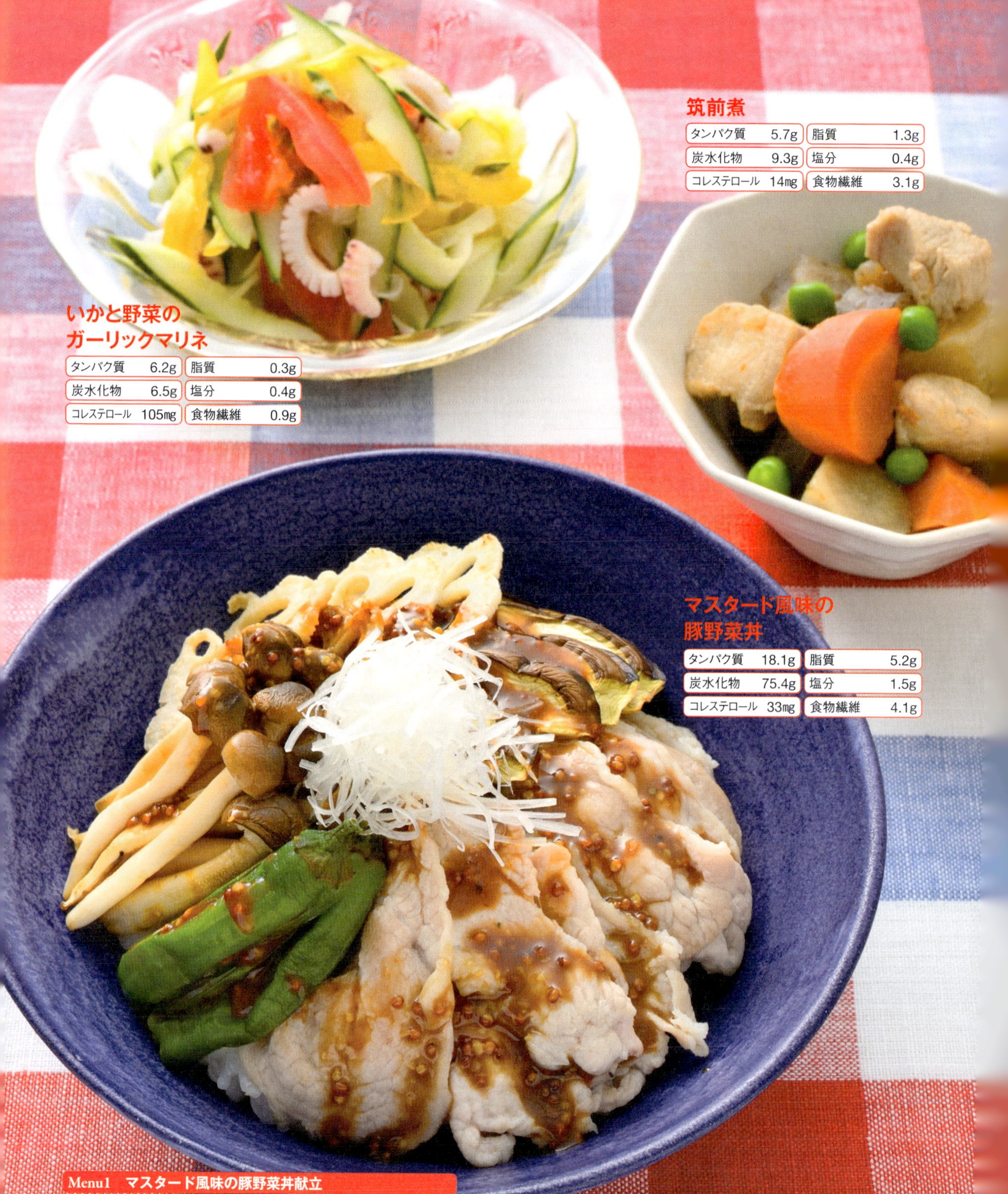

筑前煮

タンパク質	5.7g	脂質	1.3g
炭水化物	9.3g	塩分	0.4g
コレステロール	14mg	食物繊維	3.1g

いかと野菜のガーリックマリネ

タンパク質	6.2g	脂質	0.3g
炭水化物	6.5g	塩分	0.4g
コレステロール	105mg	食物繊維	0.9g

マスタード風味の豚野菜丼

タンパク質	18.1g	脂質	5.2g
炭水化物	75.4g	塩分	1.5g
コレステロール	33mg	食物繊維	4.1g

Menu1　マスタード風味の豚野菜丼献立

タンパク質	30.0g	脂質	6.8g	炭水化物	91.2g	塩分	2.3g	コレステロール	152mg	食物繊維	8.1g

マスタード風味の豚野菜丼

1人分 431 kcal

[材料(2人分)]

豚もも薄切り肉…100g
ししとう…4本(30g)
なす…3/4本(60g)
れんこん…1/3節(60g)
しめじ…1/2パック(40g)
米…1合(150g)
しらたき…1/3袋(60g)

A
- ウスターソース、粒マスタード
  …各大さじ1(各18g)
- トマトケチャップ
  …小さじ2(10g)
- 砂糖…小さじ2(6g)
- 白ワイン(または酒)
  …小さじ1/2(3g)

長ねぎ(白髪ねぎ)
　…10cm(20g)

POINT
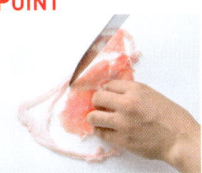
余分な脂を落とす

POINT
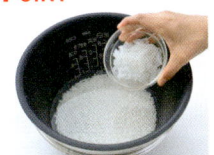
ごはんはかさ増し

[作り方]

1. 豚肉は脂を切り落としてひと口大に、なすは縦半分に切って斜め1cm厚さ、れんこんは薄い半月切りにする。しめじはほぐす。しらたきは下ゆでし、粗みじん切りにする。

2. 洗った米を炊飯器に入れ、目盛り通りに水加減し、しらたきを加えて炊く。

3. フッ素樹脂加工のフライパンを油をひかずに熱し、1の豚肉と野菜、ししとうをこんがりと焼く。器に盛った2にのせ、合わせたAをかけ、白髪ねぎ(P68参照)をのせる。

筑前煮 ✻

1人分 72 kcal

[材料(2人分)]

鶏胸肉(皮なし)…40g
ごぼう…約1/3本(60g)
大根…2cm(60g)
にんじん…1/6本(30g)
こんにゃく…約1/5枚(40g)
グリーンピース(冷凍)
　…12粒(6g)
だし汁…適量
しょうゆ…小さじ1(6g)
みりん…小さじ2/3(4g)
サラダ油…小さじ1/2(2g)

[作り方]

1. 鶏肉はひと口大、ごぼうは乱切りにして水にさらす。大根、にんじんは乱切り、こんにゃくはひと口大にちぎって下ゆでする。

2. 鍋にサラダ油を熱し、鶏肉を炒める。色が変わったら1の野菜とこんにゃくを加えて2～3分炒める。

3. ひたひたよりやや少なめのだし汁を注ぎ、みりんを加え、ひと煮立ちしたらしょうゆを加える。汁けがなくなるまで炒め煮にし、器に盛り、さっとゆでたグリーンピースを散らす。

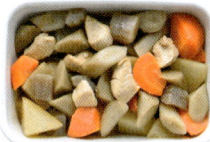

✻ **筑前煮を作りおき**

[保存期間]
冷蔵3日／冷凍7日
(解凍は電子レンジで)

色が変わりやすいグリーンピースは食べるときに準備を。温め直してお弁当のおかずに、細かく刻んでお好み焼きや炊き込みごはんの具としても活用できます。

[4人分の材料と分量(作り方は上記参照)]

鶏胸肉(皮なし)…80g
ごぼう…3/4本(120g)
大根…4cm(120g)
にんじん…1/3本(60g)
こんにゃく…約1/2枚(80g)
だし汁…適量
しょうゆ…小さじ2(12g)
みりん…大さじ1/2(9g)
サラダ油…小さじ1(4g)

いかと野菜のガーリックマリネ

1人分 55 kcal

[材料(2人分)]

いかの胴…60g
トマト…1/4個(50g)
パプリカ(黄)
　…約1/8個(20g)
玉ねぎ…約1/6個(30g)
きゅうり…1/2本(50g)

A
- 固形スープの素
  …1/4個(1g)
- にんにく(すりおろす)
  …1/5片(1g)
- 白ワイン(または酒)
  …小さじ1(5g)
- はちみつ
  …小さじ1/2(4g)

B
- レモン汁、酢
  …各小さじ2(各10g)

[作り方]

1. いかは皮目に縦2mm幅の切り込みを入れ、横に細切りにする。さっとゆでてあら熱をとり、冷やす。

2. トマトは乱切り、パプリカ、玉ねぎは縦に薄切りにする。きゅうりは縦半分に切って斜め薄切りにする。

3. 小鍋にAをひと煮立ちさせ、あら熱をとる。Bを加えて混ぜ、1、2とあえ、冷蔵庫で30分ほど冷やす。

ADVICE

糖尿病の方は……豚野菜丼のれんこんを玉ねぎやパプリカにかえて。低カロリー甘味料を使うのも手。
脂質異常症の方は……豚野菜丼の豚肉をささみに。マリネのいかをまぐろやあじにすると、コレステロール減。

Menu 2

1人分 488 kcal

魚介のオイスターソース炒め献立

比較的低カロリーで歯ごたえもある魚介は、ダイエット中にはおすすめの優秀食材。
かむ回数が多くなることで、満足感もグッと高まります。
野菜はかみごたえのあるものを選び、加熱し過ぎないようにするのがコツ。

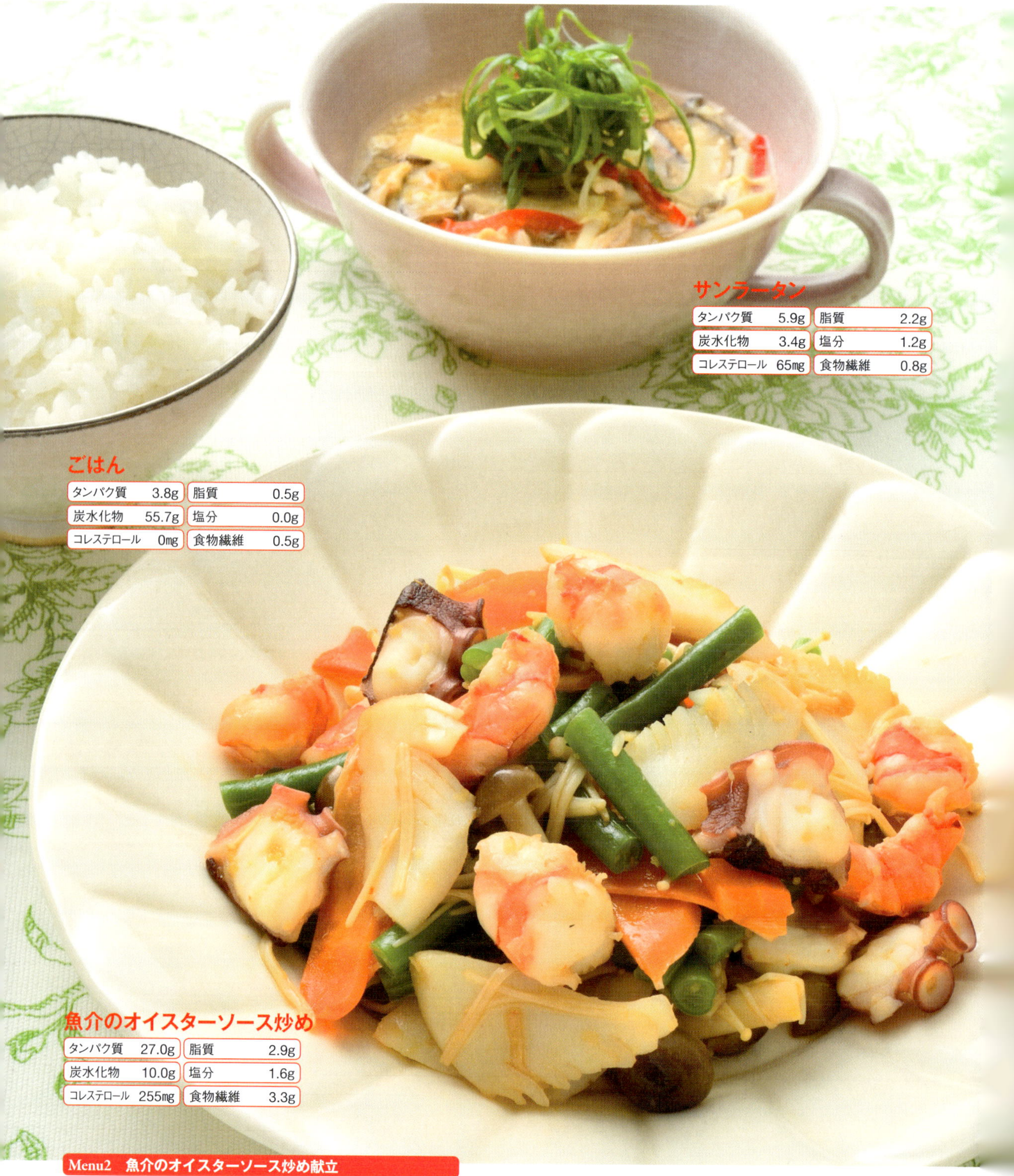

サンラータン

タンパク質	5.9g	脂質	2.2g
炭水化物	3.4g	塩分	1.2g
コレステロール	65mg	食物繊維	0.8g

ごはん

タンパク質	3.8g	脂質	0.5g
炭水化物	55.7g	塩分	0.0g
コレステロール	0mg	食物繊維	0.5g

魚介のオイスターソース炒め

タンパク質	27.0g	脂質	2.9g
炭水化物	10.0g	塩分	1.6g
コレステロール	255mg	食物繊維	3.3g

Menu2 魚介のオイスターソース炒め献立

タンパク質	36.7g	脂質	5.6g	炭水化物	69.1g	塩分	2.8g	コレステロール	320mg	食物繊維	4.6g

魚介のオイスターソース炒め (1人分 177 kcal)

[材料(2人分)]

- いかの胴…60g
- えび…6尾(120g)
- ゆでだこの足…大1本(80g)
- にんじん…1/3本(60g)
- えのきたけ…1/2袋(40g)
- しめじ…1/2パック(40g)
- さやいんげん…8本(60g)
- しょうが(みじん切り)…1/2かけ(2g)

A:
- みりん…大さじ1/2 (9g)
- 酒…小さじ2 (10g)
- オイスターソース…小さじ1 (6g)
- 豆板醤…小さじ1/3 (2g)
- レモン汁…小さじ1/2 (3g)
- 塩…ひとつまみ(1g)

サラダ油…小さじ1 (4g)

[作り方]

1. いかは表面に深めの切り込みを入れてひと口大のそぎ切り、えびは背わたをとり、殻をむいて3～4等分、たこはそぎ切りにする。にんじんは短冊切り、えのきは3等分の長さに切る。しめじはほぐす。いんげんは3cm長さに切ってゆでる。

2. フライパンにサラダ油を熱してしょうがを炒め、香りが出たら魚介を炒め、にんじん、えのき、しめじの順に加え、しんなりするまで炒める。

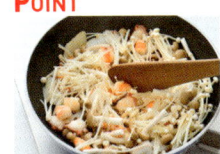

POINT 低カロリーの食材を選ぶ

3. 合わせたAで調味し、いんげんを加えて混ぜる。

サンラータン (1人分 59 kcal)

[材料(2人分)]

- ゆでたけのこ…20g
- パプリカ(赤)…約1/10個(10g)
- 干ししいたけ…1/2個(2g)
- 豚もも薄切り肉…30g
- 溶き卵…1/2個分(25g)
- 酒…小さじ1/2 (3g)

A:
- 酢…小さじ1 (5g)
- しょうゆ…小さじ1 (6g)
- 鶏ガラスープの素…小さじ1 (2.5g)
- 塩…少々
- 片栗粉…小さじ2/3 (2g)

青ねぎ…10g

[作り方]

1. たけのこ、パプリカは太めのせん切りにする。干ししいたけは水でもどし、薄切りにする。豚肉は細切りにして酒をまぶす。青ねぎは斜め切りにして水にさらす。

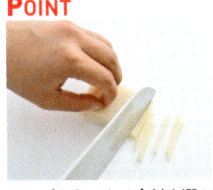

POINT かみごたえのある食材を選ぶ

2. 鍋に水1カップ(200g)を煮立て、豚肉を入れ、色が変わったら、青ねぎ以外の1の野菜を加える。しんなりしたらAで調味する。

3. 同量の水で溶いた片栗粉でとろみをつけ、溶き卵をまわし入れる。器に盛り、青ねぎをのせる。

ごはん (1人分 252 kcal)

[材料(2人分)]

ごはん…茶碗2杯分(300g)

ADVICE

- 糖尿病の方は————ごはんの量は医師の指示量に調整を。
- 脂質異常症の方は——炒もののいか、えびをささみや厚揚げに、サンラータンの豚肉を大豆にかえるとコレステロール減。
- 高血圧症の方は————炒もの、サンラータンの塩を控えめに。

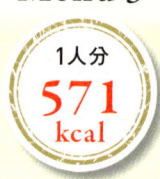

Menu 3 オムライスのトマトソースがけ献立

1人分 571 kcal

ごはんにたけのこや大豆などを加えて炊き、ボリュームアップ＆エネルギーダウン！
コレステロールが心配な卵も、牛乳を加えて使用量を減らします。
ごぼうや海藻など、食物繊維豊富な食材を使った副菜を添えて。

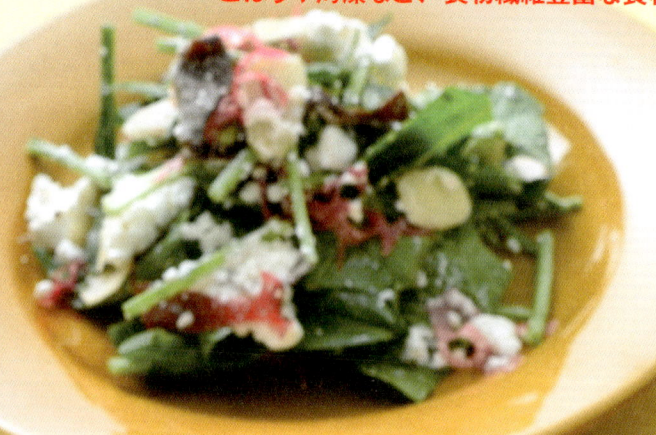

ほうれんそうのサラダ
タンパク質	5.3g	脂質	3.6g
炭水化物	3.1g	塩分	0.6g
コレステロール	7mg	食物繊維	1.9g

ごぼうのポタージュ
タンパク質	2.9g	脂質	2.7g
炭水化物	11.6g	塩分	0.5g
コレステロール	8mg	食物繊維	2.8g

オムライスのトマトソースがけ
タンパク質	15.9g	脂質	9.3g
炭水化物	69.1g	塩分	1.1g
コレステロール	127mg	食物繊維	3.6g

Menu3 オムライスのトマトソースがけ献立
タンパク質	24.1g	脂質	15.6g	炭水化物	83.8g	塩分	2.2g	コレステロール	142mg	食物繊維	8.3g

オムライスのトマトソースがけ

1人分 430 kcal

【材料(2人分)】

チキンライス
- 鶏もも肉(皮なし)…40g
- ゆでたけのこ…20g
- エリンギ…小1本(20g)
- しらたき…約1/10袋(20g)
- 大豆(水煮)…20g
- 米…1合(150g)
- 固形スープの素…1/2個(2g)

トマトソース
- カットトマト缶…1/4缶(100g)
- 玉ねぎ…約1/3個(60g)
- なす…1/2本(40g)
- にんにく(みじん切り)…1/5片(1g)

A
- 砂糖…小さじ2/3(2g)
- 塩、粗びき黒こしょう…各少々

- 卵…1個(50g)
- 牛乳…大さじ4(60g)
- オリーブオイル…小さじ1(4g)＋小さじ1/2(2g)
- パセリ(あれば)…少々

【作り方】

1. 鶏肉はひと口大、たけのこ、エリンギは1cm角、しらたきは下ゆでし、粗みじん切りにする。洗った米を炊飯器に入れ、目盛り通りに水加減をしたところに、大豆と固形スープの素も合わせてすべて加えて炊く。

2. 玉ねぎ、なすは2cm角に切る。フライパンにオリーブオイル小さじ1を熱し、にんにくを炒め、香りが出たら玉ねぎ、なすを炒める。油がまわったらトマト缶を加えて煮つめ、**A**で調味する。

3. フライパンにオリーブオイル小さじ1/4を熱し、溶いて牛乳を混ぜた卵の半量を流し入れ、薄焼き卵を作る。器に**1**の半量を盛り、薄焼き卵をかぶせて包み、**2**の半量をかける。パセリを飾る。残りも同様に作る。

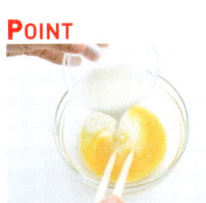
POINT 卵のコレステロールをダウン

ほうれんそうのサラダ

1人分 61 kcal

【材料(2人分)】
- サラダほうれんそう…1/2袋(50g)
- きくらげ(乾燥)…2g
- 赤とさかのり(またはわかめ)…20g
- カッテージチーズ…60g
- アーモンド(スライス)…小さじ2(4g)

A
- レモン汁…小さじ1/2(3g)
- オリーブオイル…小さじ1/2(2g)
- 塩、こしょう…各少々

【作り方】

1. きくらげは水でもどして手でちぎる。とさかのりは流水で洗う。ほうれんそうは3cm長さに切る。

2. ボウルに**A**を合わせ、**1**、チーズ、アーモンドを加えてあえる。

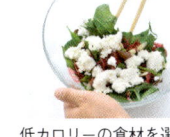
POINT 低カロリーの食材を選ぶ

ごぼうのポタージュ

1人分 80 kcal

【材料(2人分)】
- ごぼう…1/2本(80g)
- 玉ねぎ…約1/3個(60g)
- にんにく(みじん切り)…1/5片(1g)
- バター…小さじ1/2(2g)

A
- 牛乳…1/2カップ(100g)
- 固形スープの素…1/4個(1g)

- 塩、こしょう…各少々
- あさつき(小口切り・あれば)…少々

【作り方】

1. ごぼうはささがきにして水にさらし、12～13分ゆでる。玉ねぎは薄切りにする。

2. 鍋にバターを熱してにんにく、玉ねぎを炒め、しんなりしたらごぼうを加える。**A**を加えてひと煮立ちさせ、塩、こしょうで味を調える。

3. **2**のあら熱がとれたらミキサーにかけ、水適量(3/4カップ程度)を足して濃度を調整する。器に盛り、あさつきをのせる。

ADVICE

脂質異常症の方は──オムライスの鶏肉をささみに。牛乳は豆乳や低脂肪牛乳にかえて動物性脂肪減。

高血圧症の方は──サラダのカッテージチーズをやめ、りんごや柿を加えてカリウムアップ。

Menu 4

1人分 **577** kcal

彩りビビンバ丼献立

ひき肉におからを混ぜて炒めることで、かさ増しと同時に食物繊維をしっかり補給。
歯ごたえのある野菜のサラダを添えると、満足感がアップします。
ギョーザはひき肉よりきざんだシーフードを使うと、エネルギーが抑えられます。

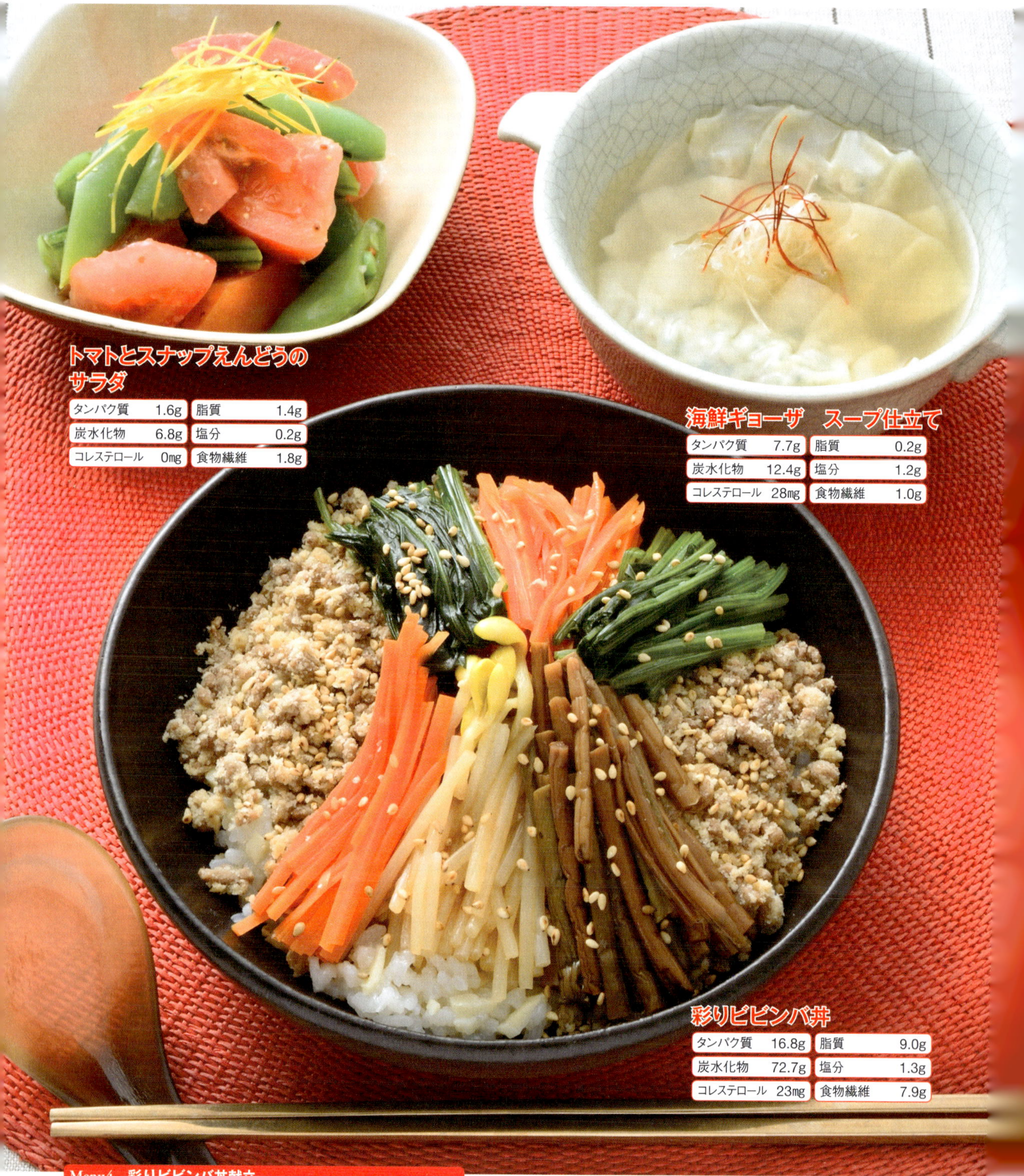

トマトとスナップえんどうのサラダ

タンパク質	1.6g	脂質	1.4g
炭水化物	6.8g	塩分	0.2g
コレステロール	0mg	食物繊維	1.8g

海鮮ギョーザ スープ仕立て

タンパク質	7.7g	脂質	0.2g
炭水化物	12.4g	塩分	1.2g
コレステロール	28mg	食物繊維	1.0g

彩りビビンバ丼

タンパク質	16.8g	脂質	9.0g
炭水化物	72.7g	塩分	1.3g
コレステロール	23mg	食物繊維	7.9g

Menu4 彩りビビンバ丼献立

タンパク質	26.1g	脂質	10.6g	炭水化物	91.9g	塩分	2.7g	コレステロール	51mg	食物繊維	10.7g

彩りビビンバ丼 (1人分 448kcal)

【材料(2人分)】

- 牛ひき肉…70g
- おから…40g
- ほうれんそう…1/2束(100g)
- にんじん…1/3本(60g)
- ぜんまい(水煮)…40g
- 豆もやし…約1/3袋(60g)
- ゆでたけのこ…60g
- しらたき…1/3袋(60g)
- 米…1合(150g)
- A
  - しょうゆ…大さじ1(18g)
  - 砂糖…小さじ2(6g)
  - 酒…小さじ2(10g)
- ごま油…小さじ1/2(2g)
- 白いりごま…小さじ2/3(2g)

【作り方】

1. たけのこは粗みじん切り、しらたきは下ゆでして粗みじん切りにする。洗った米を炊飯器に入れ、目盛り通りに水加減をしたところにすべて加えて炊く。
2. ほうれんそう、ぜんまいは5cm長さ、にんじんは太めのせん切りにし、ほうれんそう、もやしは30秒、にんじんは2分ほどゆでる。
3. フライパンにごま油を熱し、牛ひき肉とおからを炒め、ぽろぽろになったら合わせたAの1/5量で調味する。2の野菜もそれぞれ合わせたAを等分にふって調味する。器に盛った1にのせ、ごまをふる。

POINT

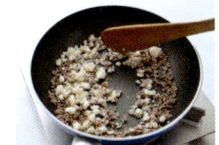

おからでボリュームアップ

トマトとスナップえんどうのサラダ (1人分 42kcal)

【材料(2人分)】

- トマト…1/2個(100g)
- スナップえんどう…10本(60g)
- かぼちゃ…10g
- A
  - 玉ねぎ(すりおろす)…1/10個(20g)
  - 酢…小さじ1(5g)
  - オリーブオイル…小さじ1/2(2g)
  - 粒マスタード…小さじ1/3(2g)
  - 塩、こしょう…各少々

【作り方】

1. スナップえんどうは筋をとってゆで、斜め半分に切る。トマトは乱切り、かぼちゃは細いせん切りにして水にさらす。
2. ボウルにAを合わせ、かぼちゃ以外の1を加えてあえ、器に盛り、かぼちゃをのせる。

POINT

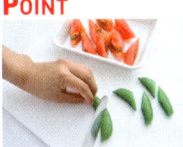

大きめカットで歯ごたえアップ

海鮮ギョーザ スープ仕立て ✳ (1人分 87kcal)

【材料(2人分=6個分)】

- むきえび…30g
- ほたて貝柱…1個(30g)
- しいたけ…1枚(10g)
- A
  - 白菜…大1/2枚(60g)
  - にら…1株(10g)
- 塩…ひとつまみ(1g)
- B
  - にんにく(みじん切り)…1/5片(1g)
  - しょうが(みじん切り)…1/4かけ(1g)
  - 塩、こしょう…各少々
  - 酒…小さじ1(5g)
  - 片栗粉…小さじ2/3(2g)
- ギョーザの皮…6枚(30g)
- C
  - 水…1カップ(200g)
  - 鶏ガラスープの素…小さじ1(2.5g)
  - しょうゆ…小さじ1/3(2g)
  - 塩…少々
- 長ねぎ(白髪ねぎ)、糸唐辛子(あれば)…各少々

【作り方】

1. えびは背わたをとって粗みじん切り、ほたては粗みじん切りにする。しいたけはみじん切りにする。Aはみじん切りにして塩をふってもみ、10分ほどおいて水で流し、しっかり水けをしぼる。
2. ボウルに1を合わせ、Bを加えて混ぜ、粘りが出るまでよくこねる。皮に等分にのせて包む。
3. 鍋にCを煮立てて2を3個入れ、浮いてくるまで煮、取り出して器に盛る。残りも同様に煮て器に盛り、スープを等分に注ぎ、白髪ねぎと糸唐辛子をのせる。

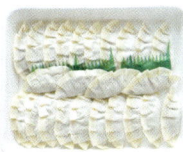

✳ 海鮮ギョーザを作りおき

【保存期間】
冷凍7日
(凍ったままスープで煮る)

加熱する前の状態まで作ったら、すぐに冷凍を。油で焼くか揚げれば、主菜として、お弁当のおかずとして重宝します。

【24個分の材料と分量(作り方は上記参照)】

- むきえび…120g
- ほたて貝柱…4個(120g)
- しいたけ…4枚(40g)
- A
  - 白菜…3枚(240g)
  - にら…4株(40g)
- 塩…小さじ1弱(4g)
- B
  - にんにく(みじん切り)…1片(5g)
  - しょうが(みじん切り)…1かけ(4g)
  - 塩、こしょう…各少々
  - 酒…大さじ1と1/3(20g)
  - 片栗粉…大さじ1(9g)
- ギョーザの皮…24枚(120g)

Menu 5 野菜たっぷりサラダずし献立

1人分 529kcal

すし飯には青じそなどの香味野菜を合わせ、塩分控えめでも満足のおいしさ。
つくねはすりおろしたれんこんをつなぎに使い、半量は刻んで食感にアクセントを。
具だくさんの汁ものとお肉のおかずを添えて、ボリュームも満点です。

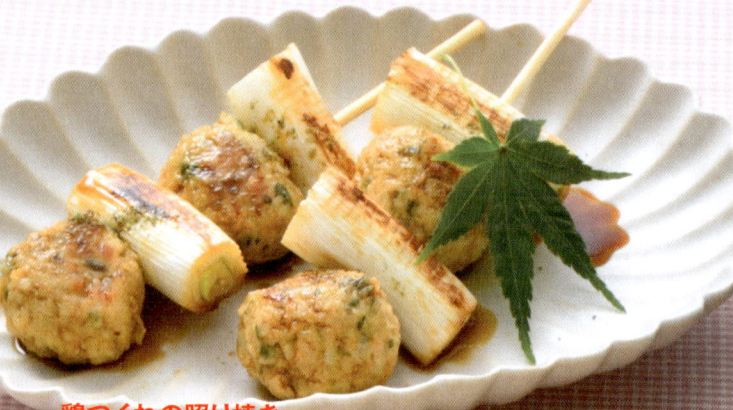

鶏つくねの照り焼き

タンパク質	7.6g	脂質	3.1g
炭水化物	8.7g	塩分	0.5g
コレステロール	45mg	食物繊維	1.6g

具だくさんおすまし

タンパク質	5.3g	脂質	1.8g
炭水化物	7.4g	塩分	0.4g
コレステロール	2mg	食物繊維	4.5g

野菜たっぷりサラダずし

タンパク質	18.8g	脂質	4.8g
炭水化物	61.6g	塩分	0.8g
コレステロール	195mg	食物繊維	1.6g

Menu5 野菜たっぷりサラダずし献立

タンパク質	31.7g	脂質	9.7g	炭水化物	77.7g	塩分	1.7g	コレステロール	242mg	食物繊維	7.7g

野菜たっぷりサラダずし

1人分 377kcal

[材料（2人分）]

- 青じそ…2枚（2g）
- みょうが…2本（20g）
- きゅうり…約1/2本（40g）
- レタス…3枚（30g）
- サラダほうれんそう…1株（10g）
- プチトマト…2個（30g）
- えび…6尾（120g）
- 卵…1個（50g）
- 白いりごま…小さじ2/3（2g）
- A
  - 酢…大さじ1（15g）
  - 砂糖…大さじ1/2（5g）
  - 塩…ひとつまみ（1g）
- サラダ油…小さじ1/2（2g）
- ごはん…茶碗2杯分（300g）

[作り方]

1. 温かいごはんにAを混ぜて冷ます。青じそ、みょうがはせん切り、きゅうりは縦半分に切ってから斜め薄切りに、レタスはちぎる。ほうれんそうは3cm長さに、プチトマトは6つ割りにする。

2. えびは背わたをとり、竹串を刺してまっすぐにゆで、尾の一節を残して殻をむき食べやすく切る。フライパンにサラダ油を熱して溶いた卵を流し入れ、薄焼き卵にし、せん切りにする。

3. ごはんに青じそ、ごま、レタスを混ぜて器に盛る。残りの具を彩りよくのせる。

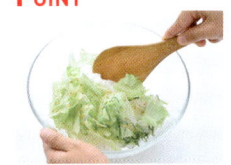

POINT　すし飯をボリュームアップ

具だくさんおすまし

1人分 56kcal

[材料（2人分）]

- しいたけ…2枚（20g）
- えのきたけ…1/2袋（40g）
- きくらげ（乾燥）…3g
- むき枝豆（冷凍）…30g
- かに風味かまぼこ…2本（20g）
- 豆腐（絹ごし）…1/6丁（50g）
- しらたき…約1/2袋（100g）
- だし汁…2カップ（400g）
- 薄口しょうゆ…小さじ1/3（2g）

[作り方]

1. しいたけはそぎ切りに、えのきは3等分に切る。きくらげは水でもどしてちぎる。枝豆は解凍する。かにかまは半分に切ってほぐし、豆腐は2cm角に切る。しらたきは下ゆでして2cm長さに切る。

2. 鍋にだし汁を煮立て、1の具を加え、きのこがしんなりするまで煮る。薄口しょうゆで調味する。

鶏つくねの照り焼き ✻

1人分 96kcal

[材料（2人分）]

- 鶏ひき肉…60g
- れんこん…2cm（20g）
- 青じそ…2枚（2g）
- 長ねぎ…1本（120g）
- A
  - しょうが（すりおろす）…1/2かけ（2g）
  - 溶き卵…大さじ1/2（10g）
  - 片栗粉…小さじ1（3g）
- B
  - しょうゆ…小さじ1（6g）
  - みりん…小さじ2/3（4g）
  - 酒…小さじ1/2（3g）
- 粉山椒…少々

[作り方]

1. れんこんの半分はすりおろし、半分は刻む。青じそはみじん切り、長ねぎは3cm長さに切る。

2. 鶏ひき肉に長ねぎ以外の1とAを加えてよく混ぜる。8等分にして丸め、浮いてくるまでゆでる。長ねぎと交互に串に刺す。

3. フッ素樹脂加工のフライパンを油をひかずに熱し、2を並べ、両面を色よく焼く。Bを加えてからめ、器に盛り、粉山椒をふる。

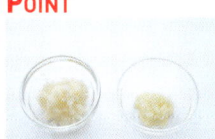

POINT　半量を刻んで歯ごたえアップ

✻ 鶏つくねを作りおき

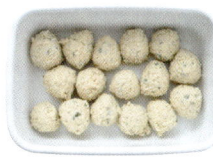

[保存期間]
冷蔵3日／冷凍7日
（解凍は自然解凍）

ゆでた状態で冷蔵、冷凍を。長ねぎを合わせた照り焼きのほか、炒めものの肉のかわり、スープの具などにも。

[4人分の材料と分量（作り方は上記参照）]

- 鶏ひき肉…120g
- れんこん…4cm（40g）
- 青じそ…4枚（4g）
- A
  - しょうが（すりおろす）…1かけ（4g）
  - 溶き卵…大さじ1（20g）
  - 片栗粉…小さじ2（6g）

ADVICE

糖尿病の方は	サラダずしのすし飯の砂糖を低カロリー甘味料に。
脂質異常症の方は	サラダずしのえびをまぐろやしめさばに。
高血圧症の方は	つくねは照り焼きの味つけをやめて粉山椒をふるだけに。

Menu 6 ブイヤベース献立

1人分 583kcal

比較的低カロリーで満腹感の得やすい魚介がメインの献立です。
副菜のサラダはマヨネーズのかわりに市販のドレッシングを使ってあっさりと。
色鮮やかなターメリックライスを添えて、ごちそう感満載の楽しい献立に。

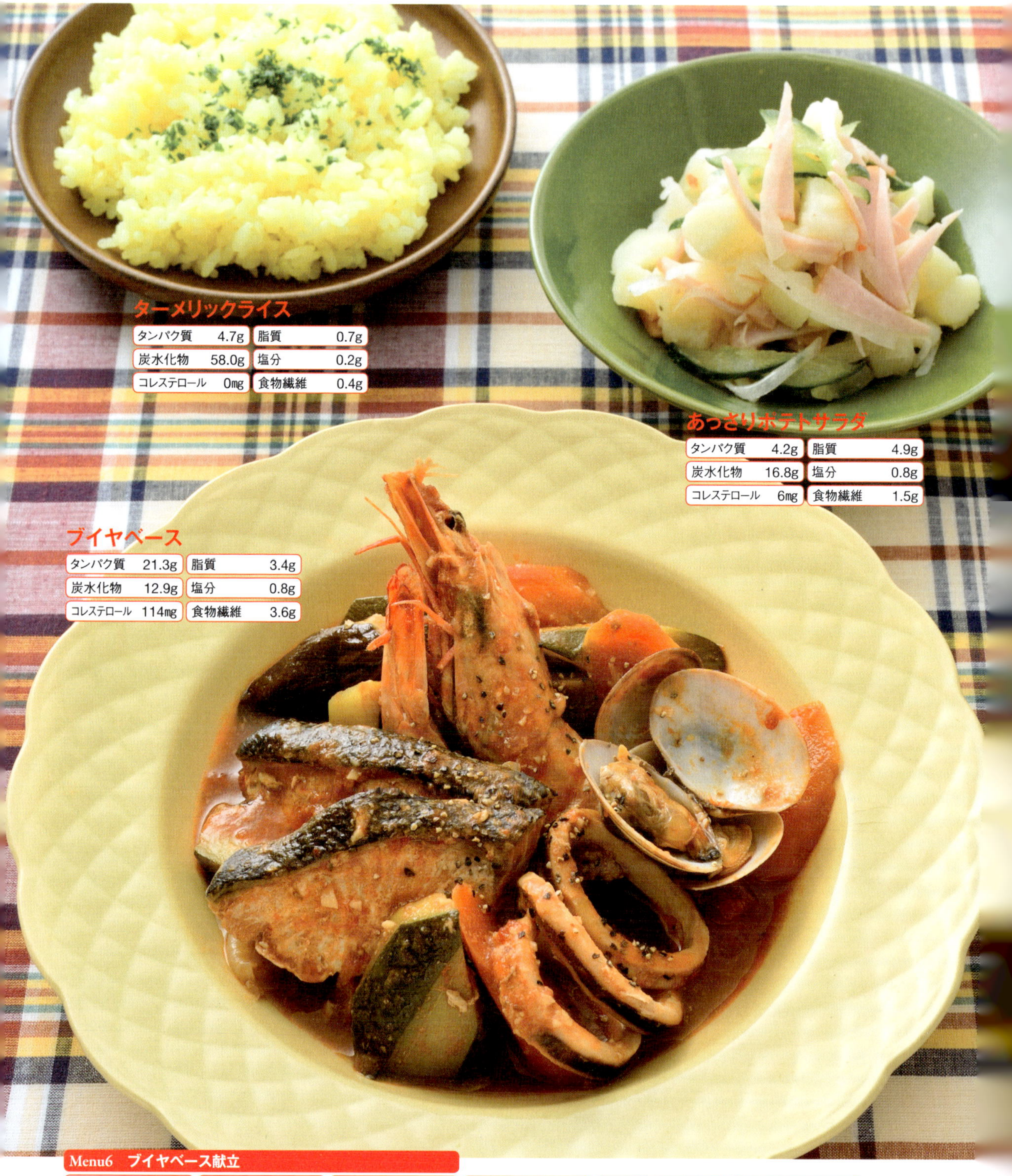

ターメリックライス
タンパク質	4.7g	脂質	0.7g
炭水化物	58.0g	塩分	0.2g
コレステロール	0mg	食物繊維	0.4g

あっさりポテトサラダ
タンパク質	4.2g	脂質	4.9g
炭水化物	16.8g	塩分	0.8g
コレステロール	6mg	食物繊維	1.5g

ブイヤベース
タンパク質	21.3g	脂質	3.4g
炭水化物	12.9g	塩分	0.8g
コレステロール	114mg	食物繊維	3.6g

Menu6 ブイヤベース献立
タンパク質	脂質	炭水化物	塩分	コレステロール	食物繊維
30.2g	9.0g	87.7g	1.8g	120mg	5.5g

ブイヤベース

1人分 189 kcal

[材料(2人分)]

有頭えび…2尾(正味50g)
生さけ…小2切れ(100g)
いかの胴…40g
あさり(殻つき)
　…6個(正味20g)
にんじん…約1/2本(80g)
玉ねぎ…約1/2個(80g)
なす…1本(80g)
ズッキーニ…1/2本(80g)
にんにく(みじん切り)
　…1/5片(1g)
白ワイン(または酒)
　…大さじ4(60g)
カットトマト缶…80g
A｜サフラン(あれば)、
　｜ローリエ…各少々
塩、こしょう…各少々
オリーブオイル
　…小さじ1/2(2g)
粗びき黒こしょう…少々

[作り方]

1 有頭えびは背わたをとる。さけはひと口大、いかは輪切りにする。あさりは砂抜き(P73参照)をする。にんじん、玉ねぎは乱切り、なす、ズッキーニは皮をところどころむいて乱切りにする。

2 フライパンにオリーブオイルを熱し、にんにくと玉ねぎを炒め、白ワインを加えてアルコール分を飛ばす。**1**の魚介を加え、水160ml(160g)を注いでひと煮立ちさせる。

3 **1**の野菜、トマト缶、**A**を加え、アクをとり、ふたをして弱火で30分ほど煮る。塩、こしょうで味を調える。器に盛り、黒こしょうをふる。

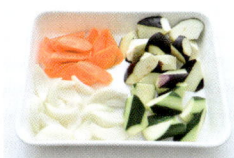

POINT 大きめカットで歯ごたえアップ

あっさりポテトサラダ

1人分 126 kcal

[材料(2人分)]

じゃがいも…小2個(160g)
きゅうり…大1/2本(60g)
玉ねぎ…1/10個(20g)
ハム…1と1/2枚(30g)
塩…少々
イタリアンドレッシング
　(市販)…大さじ1(15g)

[作り方]

1 じゃがいもは1cm角に切り、8〜10分ゆでて粗くつぶす。玉ねぎは縦に薄切りにし、水にさらす。きゅうりは斜め薄切りにして塩をふり、しんなりしたら水けをしぼる。ハムは半分に切ってから1cm幅に切る。

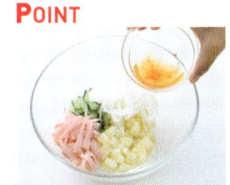

2 ボウルに**1**を合わせ、ドレッシングであえる。

POINT マヨネーズは使わない

ターメリックライス

1人分 268 kcal

[材料(2人分)]

米…1合(150g)
ターメリック…少々
固形スープの素
　…1/4個(1g)
パセリ(みじん切り)
　…少々

[作り方]

1 洗った米を炊飯器に入れ、目盛り通りに水加減する。ターメリック、刻んだスープの素を加えてひと混ぜして炊く。

2 器に盛り、パセリを散らす。

ADVICE

糖尿病の方は――ターメリックライスは炊き上がり量を医師の指示量に調整。

脂質異常症の方は――ブイヤベースのえびを白身魚にかえるとコレステロール減。

高血圧症の方は――ポテトサラダのハムをゆで卵に。きゅうりは塩でなく酢でもむと減塩に。

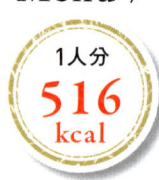

Menu 7 さけのホイルチャンチャン焼き献立

1人分 **516** kcal

さけにたっぷりの野菜をのせて包み、オーブンへ。ふっくら焼き上がるだけでなく、先に野菜を食べておなかを満足させるアイデアにもなっています。汁ものは具だくさんにして、さらに具を大きめに切ることでかみごたえを。

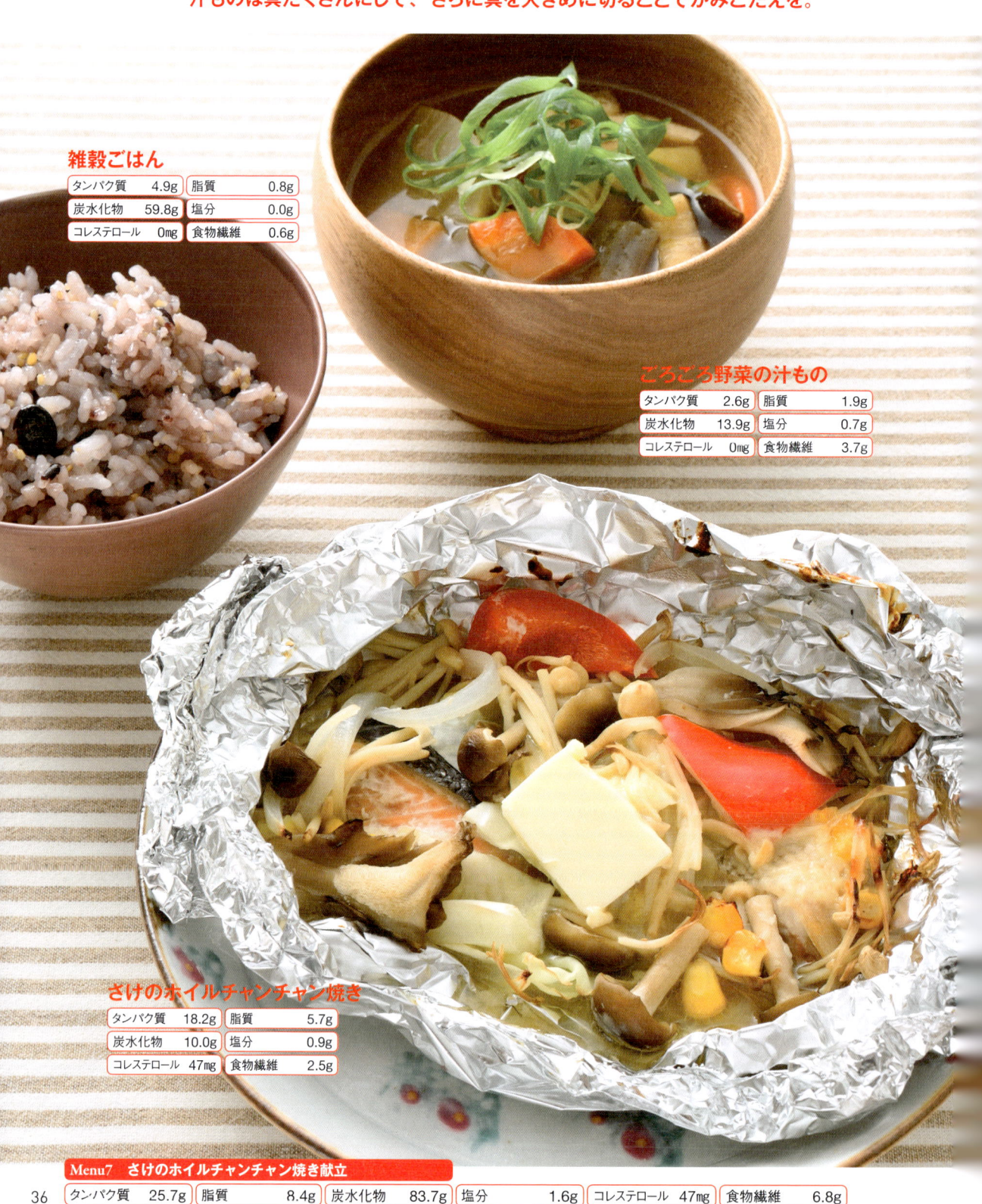

雑穀ごはん

タンパク質	4.9g	脂質	0.8g
炭水化物	59.8g	塩分	0.0g
コレステロール	0mg	食物繊維	0.6g

ごろごろ野菜の汁もの

タンパク質	2.6g	脂質	1.9g
炭水化物	13.9g	塩分	0.7g
コレステロール	0mg	食物繊維	3.7g

さけのホイルチャンチャン焼き

タンパク質	18.2g	脂質	5.7g
炭水化物	10.0g	塩分	0.9g
コレステロール	47mg	食物繊維	2.5g

Menu7　さけのホイルチャンチャン焼き献立

タンパク質	脂質	炭水化物	塩分	コレステロール	食物繊維
25.7g	8.4g	83.7g	1.6g	47mg	6.8g

さけのホイルチャンチャン焼き
1人分 167 kcal

【材料(2人分)】
- 生さけ…2切れ(140g)
- えのきたけ…約1/3袋(30g)
- しめじ…1/4パック(20g)
- まいたけ…1/5パック(20g)
- 玉ねぎ…約1/6個(30g)
- キャベツ…1/3枚(30g)
- パプリカ(赤)…約1/10個(10g)
- ホールコーン缶…小さじ2(6g)
- 塩…少々
- A:
  - 白みそ…大さじ1(18g)
  - 酒…小さじ2(10g)
  - みりん…小さじ1(6g)
  - にんにく(すりおろす)…1/2片(3g)
- バター…大さじ1/2(6g)

【作り方】
1. えのきは半分に切り、しめじ、まいたけはほぐす。玉ねぎは薄切り、キャベツは3cm角、パプリカは乱切りにする。
2. アルミホイルを広げ、塩をふったさけ、**1**の野菜ときのこをのせ、コーンを散らす。合わせた**A**をかけて、口を閉じる。
3. 180度のオーブンで15分ほど焼き、口を開いてバターをのせる。

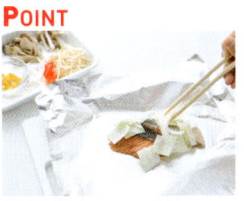

POINT 野菜を上にのせる

ごろごろ野菜の汁もの
1人分 72 kcal

【材料(2人分)】
- 大根…1cm弱(20g)
- にんじん…約1/5本(40g)
- 油揚げ…1/2枚(10g)
- さつまいも…2cm(40g)
- こんにゃく…1/6枚(30g)
- 干ししいたけ…2個(10g)
- だし汁…1と1/2カップ(300g)
- A:
  - しょうゆ…小さじ1(6g)
  - 塩…少々
- 片栗粉…小さじ1(3g)
- 青ねぎ…10g

【作り方】
1. 大根、にんじんは厚めのいちょう切りにする。
2. 油揚げは短冊切り、さつまいもは厚めのいちょう切り、こんにゃくはひと口大にちぎって下ゆでする。干ししいたけは水でもどして4つ割り、青ねぎは斜め切りにして水にさらす。
3. 鍋にだし汁と**1**を入れて煮立て、やわらかくなったら青ねぎ以外の**2**を加え、弱火で10分ほど煮る。**A**で調味し、同量の水で溶いた片栗粉でとろみをつける。器に盛り、青ねぎをのせる。

雑穀ごはん
1人分 277 kcal

【材料(2人分)】
- 米…1合(150g)
- 雑穀ミックス…小さじ2(6g)

【作り方】
1. 洗った米を炊飯器に入れて目盛り通りに水加減し、雑穀を加え、30分ほど浸水させてから炊く。

ADVICE
- **糖尿病の方は**……ホイル焼きのコーンや汁もののさつまいもは分量を控えめに。
- **脂質異常症の方は**……ホイル焼きのバターをオリーブオイルに。
- **高血圧症の方は**……ホイル焼きのさけは必ず塩ざけではなく生さけを使用すること。汁ものは飲む汁の量を控える。

Menu 8

1人分 444 kcal

かじきソテー丼献立

雑穀ごはんはかさが増えるうえ、食物繊維も豊富。
低カロリーの野菜とかじきを合わせてどんぶりに仕立てます。
かみごたえがあるきゅうりの副菜と具だくさんスープを添えても400kcal台は驚き!

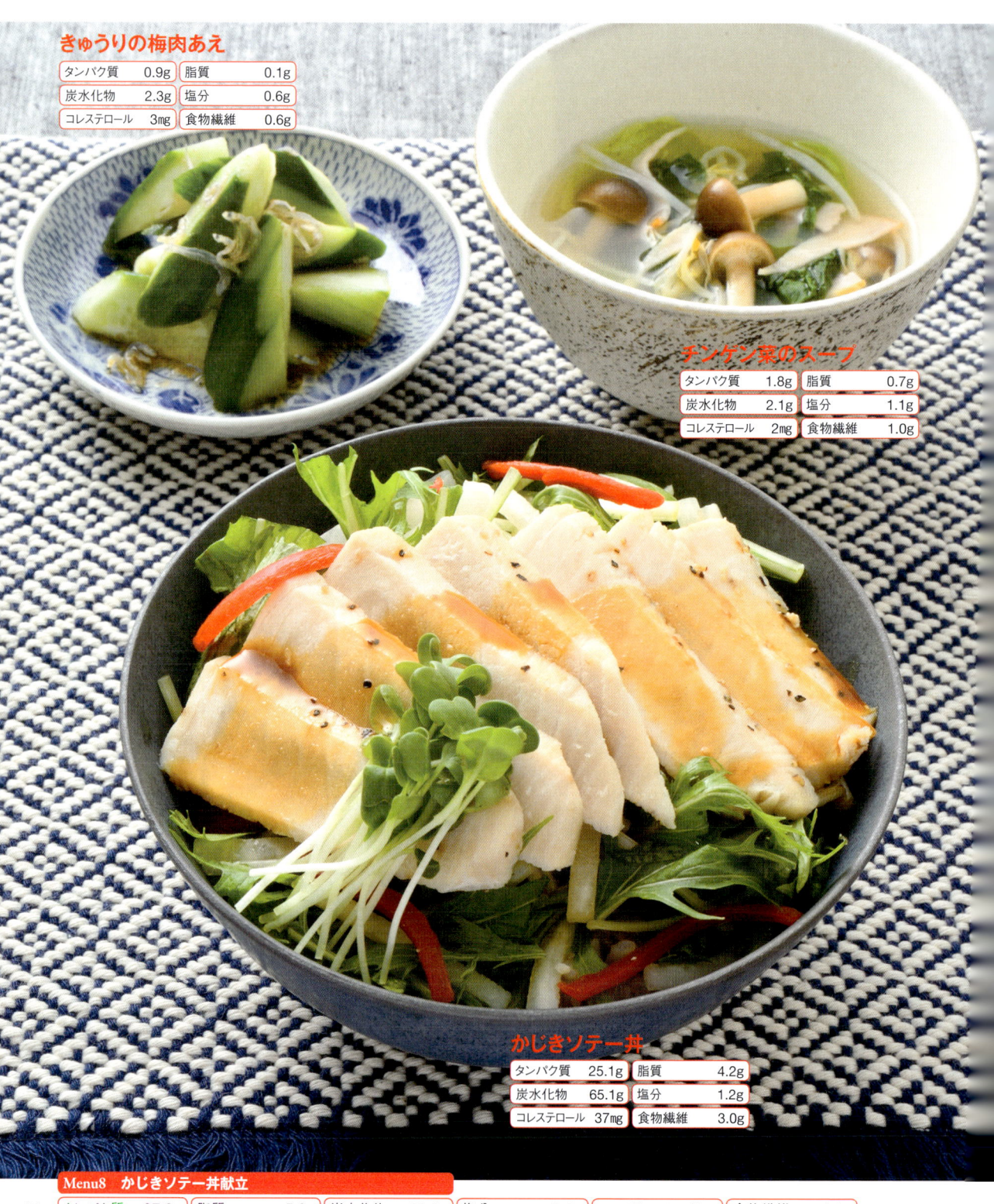

きゅうりの梅肉あえ

タンパク質	0.9g	脂質	0.1g
炭水化物	2.3g	塩分	0.6g
コレステロール	3mg	食物繊維	0.6g

チンゲン菜のスープ

タンパク質	1.8g	脂質	0.7g
炭水化物	2.1g	塩分	1.1g
コレステロール	2mg	食物繊維	1.0g

かじきソテー丼

タンパク質	25.1g	脂質	4.2g
炭水化物	65.1g	塩分	1.2g
コレステロール	37mg	食物繊維	3.0g

Menu8 かじきソテー丼献立

タンパク質	27.8g	脂質	5.0g	炭水化物	69.5g	塩分	2.9g	コレステロール	42mg	食物繊維	4.6g

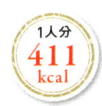

かじきソテー丼

1人分 411 kcal

[材料(2人分)]

- かじき…2切れ(160g)
- 水菜…2株(60g)
- 大根…2cm(60g)
- パプリカ(赤)…約1/10個(10g)
- 貝割れ大根…1/6パック(6g)
- 米…1合(150g)
- 雑穀ミックス…小さじ2(6g)
- しらたき…1/3袋(60g)
- 塩、粗びき黒こしょう…各少々

A
- しょうゆ…大さじ1/2(9g)
- だし汁…小さじ1(5g)
- わさび…小さじ1/3(2g)
- オリーブオイル…小さじ1(4g)

[作り方]

1. しらたきは下ゆでし、粗みじん切りにする。洗った米を炊飯器に入れ、目盛り通りに水加減し、しらたき、雑穀を加えて30分ほど浸水させてから炊く。

2. 水菜は3cm長さ、大根は太めのせん切り、パプリカはせん切りにする。貝割れは半分に切る。かじきは塩、黒こしょうをふる。

3. フライパンにオリーブオイルを熱し、かじきを並べ、両面をこんがり焼く。器に**1**を盛り、貝割れ以外の**2**の野菜と食べやすく切ったかじきをのせ、合わせた**A**をかけて、貝割れを添える。

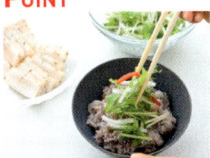

POINT 野菜でかみごたえアップ

きゅうりの梅肉あえ

1人分 13 kcal

[材料(2人分)]

- きゅうり…1本(100g)
- ちりめんじゃこ…小さじ1/2(1g)
- 塩…ひとつまみ(1g)

A
- 梅肉(チューブ入り)…小さじ1/2(4g)
- しょうゆ…小さじ1/2(3g)
- みりん…小さじ1/3(2g)

[作り方]

1. きゅうりは皮をところどころむいて乱切りにし、塩をふってしばらくおき、しんなりしたら水洗いする。

2. ボウルに**A**を合わせ、じゃこと**1**を加えてあえる。

チンゲン菜のスープ

1人分 20 kcal

[材料(2人分)]

- チンゲン菜…1/2株(60g)
- もやし…1/6袋(40g)
- しめじ…1/4パック(20g)
- ハム…1/2枚(10g)

A
- 鶏ガラスープの素…小さじ1(2.5g)
- 薄口しょうゆ…小さじ1/3(2g)
- 塩、こしょう…各少々

[作り方]

1. チンゲン菜はひと口大、もやしは半分に切る。しめじはほぐし、ハムは1cm幅に切る。

2. 鍋に水1カップ(200g)を煮立てて**1**を加え、しんなりしたら**A**で調味する。

ADVICE

脂質異常症の方は ── ソテー丼のかじきをいわしやさんまにかえ、DHA・EPAをアップ。
スープのハムをゆばか豆腐に。

高血圧症の方は ── 梅肉あえの梅肉を酢にかえて。
じゃこは下ゆでするか、ほぐした鶏胸肉などに。
スープのハムをゆばか豆腐に。

Menu 9

ほうれんそうカレー献立

1人分 **478** kcal

ほうれんそうをペーストにして加え、高カロリーのルウの使用量を抑えます。
しらたきを混ぜ込んで炊いたごはんにすれば、さらにボリュームアップが可能に。
サラダの大根、にんじんは、かみごたえが出る太めのせん切りがおすすめです。

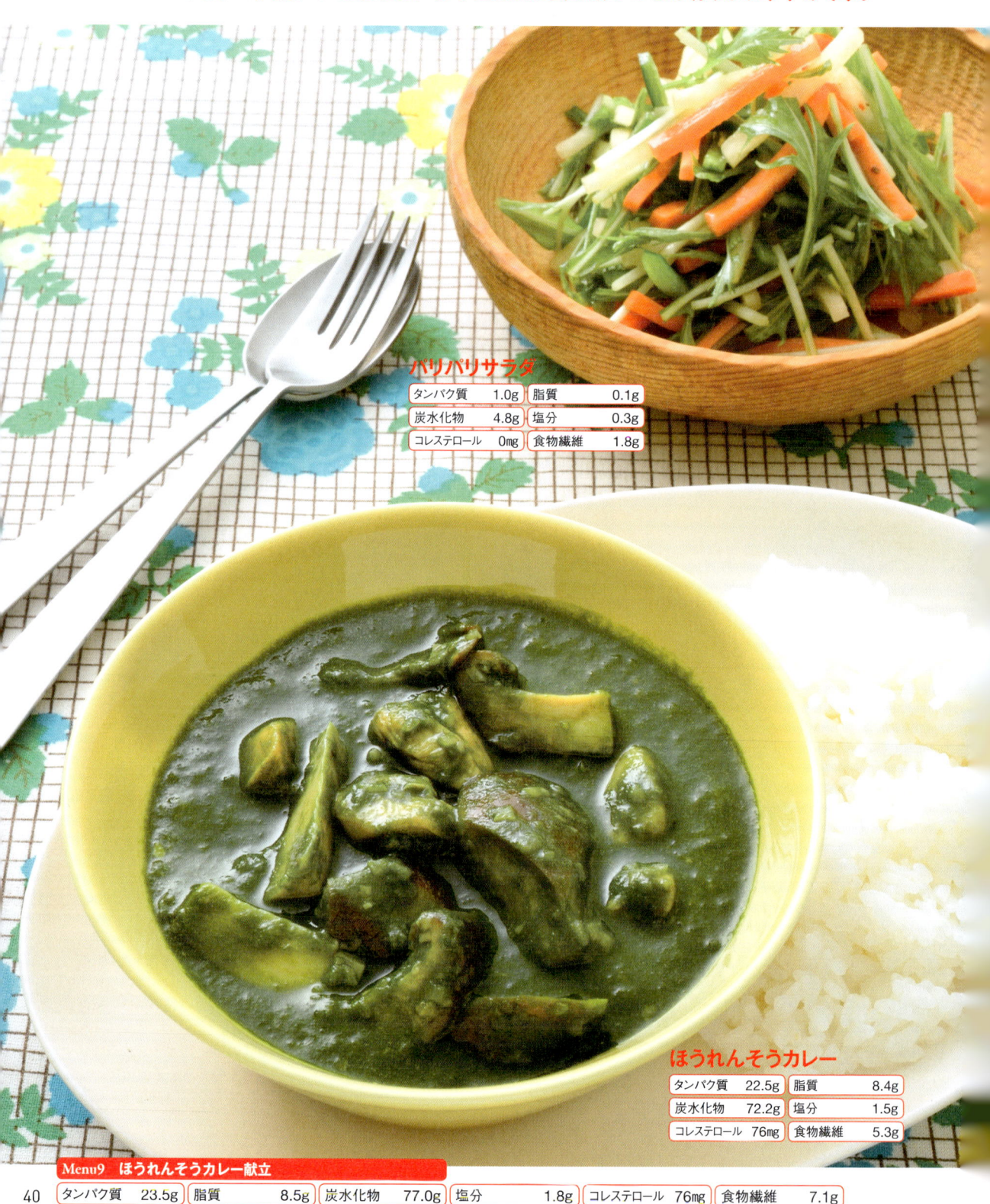

パリパリサラダ
タンパク質	1.0g	脂質	0.1g
炭水化物	4.8g	塩分	0.3g
コレステロール	0mg	食物繊維	1.8g

ほうれんそうカレー
タンパク質	22.5g	脂質	8.4g
炭水化物	72.2g	塩分	1.5g
コレステロール	76mg	食物繊維	5.3g

Menu9　ほうれんそうカレー献立
タンパク質	23.5g	脂質	8.5g	炭水化物	77.0g	塩分	1.8g	コレステロール	76mg	食物繊維	7.1g

ほうれんそうカレー

1人分 456 kcal

[材料(2人分)]

- ほうれんそう…1/2束(100g)
- 鶏もも肉(皮なし)…160g
- なす…3/4本(60g)
- エリンギ…小2本(60g)
- 玉ねぎ…1/2個(100g)
- しょうが(みじん切り)…1/2かけ(2g)
- にんにく(みじん切り)…1/2片(3g)
- 塩…ひとつまみ(1g)
- こしょう…少々
- カレー粉…小さじ1(2g)
- 小麦粉…小さじ2(6g)
- A
  - 水…1カップ(200g)
  - 固形スープの素…少々
  - カレールウ…10g
- B
  - はちみつ…小さじ1/2(4g)
  - 塩、こしょう…各少々
- オリーブオイル…小さじ1(4g)
- ごはん…茶碗2杯分(300g)

[作り方]

1. 鶏肉はひと口大に切り、塩、こしょうをふる。なすは乱切り、エリンギは4つ割りにして3cm長さ、玉ねぎは粗みじん切りにする。ほうれんそうはざく切りにしてゆで、水大さじ4(60g)とともにミキサーにかけてペースト状にする。

2. 鍋にオリーブオイルを熱し、にんにく、しょうがを炒める。香りが出たら玉ねぎを加え、こんがりと色づくまで炒める。鶏肉、なす、エリンギの順に加えて炒め、カレー粉と小麦粉をふり入れてさらに炒める。

3. A、1のほうれんそうを加えて煮、Bで味を調える。器に盛ったごはんに添える。

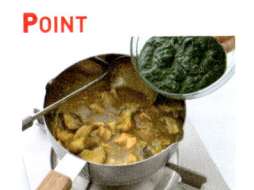

POINT
ほうれんそうで風味アップ

パリパリサラダ

1人分 22 kcal

[材料(2人分)]

- 水菜…1株(30g)
- 大根…2cm(60g)
- にんじん…1/6本(30g)
- ピーマン…2個(40g)
- 中華風ドレッシング(ノンオイル・市販)…大さじ1(15g)

[作り方]

1. 水菜は5cm長さ、大根、にんじんは太めのせん切りにする。ピーマンは縦に細切りにする。

2. 1を合わせてドレッシングであえ、器に盛る。

ADVICE

糖尿病の方は	カレーのはちみつはやめる。また、必ず1人分の分量を守ること。
脂質異常症の方は	カレーの鶏肉は、魚肉ソーセージやはんぺんなどに。
高血圧症の方は	サラダのドレッシングを手作りドレッシング(P76～77)に。カレーは塩の分量を控えめに。

Menu 10

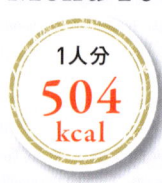

1人分 504 kcal

京風おでん献立

たこや山菜、こんにゃくなど低カロリーでかみごたえのある食材を上手に利用します。濃いめにとっただしで薄味仕立てにすれば、ごはんの食べ過ぎを防ぐ効果も。蒸し野菜は紫キャベツのピクルスをドレッシングがわりにしていただきます。

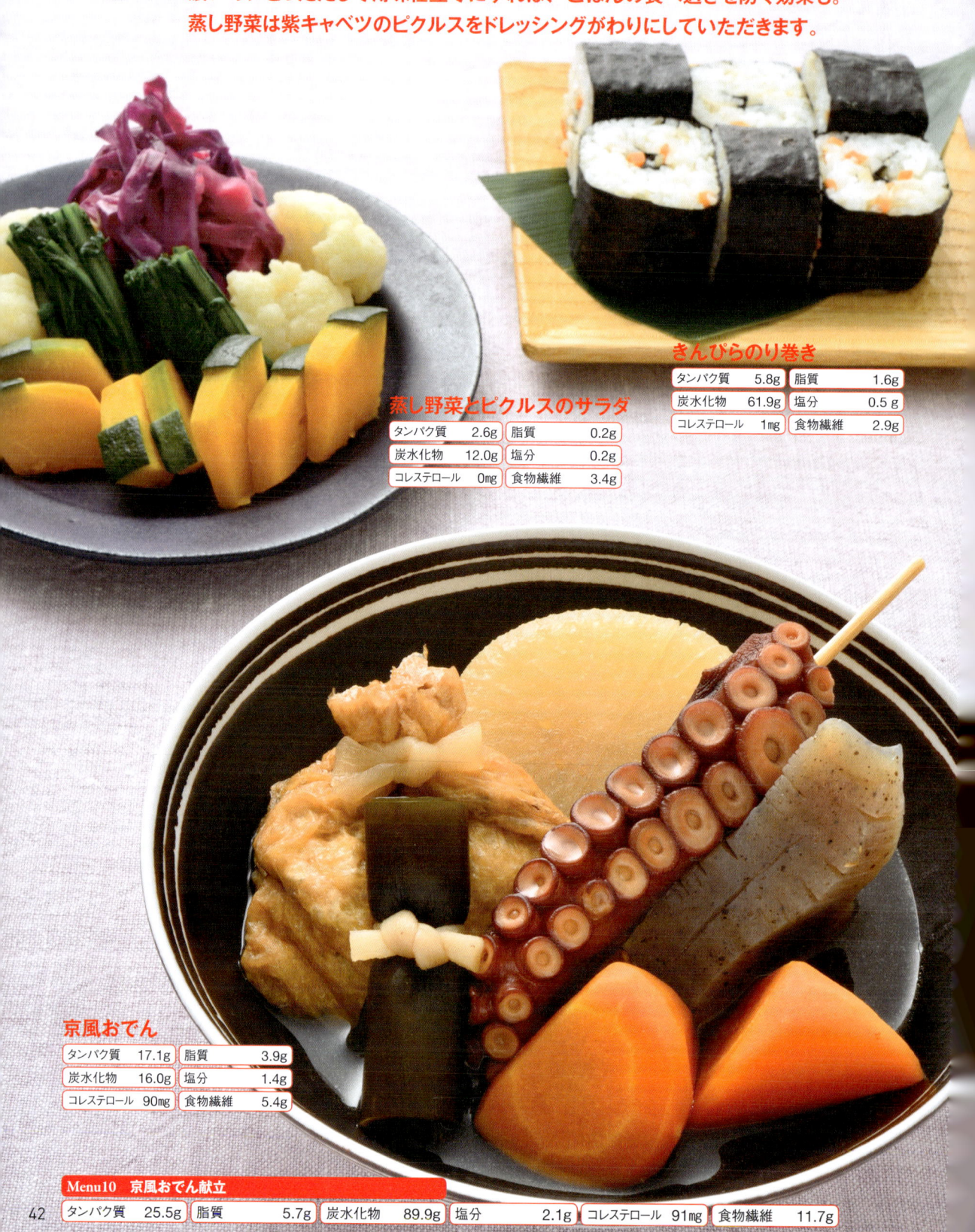

きんぴらのり巻き

タンパク質	5.8g	脂質	1.6g
炭水化物	61.9g	塩分	0.5g
コレステロール	1mg	食物繊維	2.9g

蒸し野菜とピクルスのサラダ

タンパク質	2.6g	脂質	0.2g
炭水化物	12.0g	塩分	0.2g
コレステロール	0mg	食物繊維	3.4g

京風おでん

タンパク質	17.1g	脂質	3.9g
炭水化物	16.0g	塩分	1.4g
コレステロール	90mg	食物繊維	5.4g

Menu10 京風おでん献立

タンパク質	25.5g	脂質	5.7g	炭水化物	89.9g	塩分	2.1g	コレステロール	91mg	食物繊維	11.7g

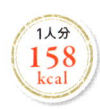

京風おでん （1人分 158kcal）

[材料(2人分)]

ゆでだこの足…2本(120g)
大根…約7cm(200g)
にんじん…1/3本(60g)
こんにゃく…2/3枚(120g)
昆布巻き(市販)…2個(10g)
油揚げ…1枚(20g)
かんぴょう(乾燥)…15cm(3g)
しめじ…1/2パック(40g)
しらたき…約1/5袋(40g)

A｜山菜ミックス(水煮・市販)…60g
　｜だし汁…3カップ(600g)
　｜薄口しょうゆ…小さじ2(12g)
　｜みりん…大さじ1/2(9g)

[作り方]

1. たこはめん棒などで表面をつぶさない程度にたたいて串を刺す。大根は半分にして輪切りに、にんじんは乱切りにしてそれぞれ面取りをし、15分ほど下ゆでする。こんにゃくは表面に切り込みを入れて4等分に切り、下ゆでする。

2. 油揚げは半分に切って袋状に開き、かんぴょうは水でもどす。しめじはほぐし、しらたきは下ゆでし、山菜は水けをきってそれぞれ2cm長さに切る。合わせて油揚げに等分に詰め、かんぴょうで口をしばる。

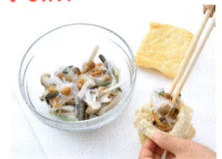

POINT 低カロリーの食材を選ぶ

3. 鍋にAを煮立て、1、2の具と昆布巻きを入れ、火を弱めて1時間ほど煮る。

きんぴらのり巻き ✻ （1人分 290kcal）

[材料(2人分)]

ごぼう…1/4本(40g)
にんじん…1cm(10g)

A｜赤唐辛子(小口切り)…少々
　｜白いりごま…小さじ2/3(2g)

B｜薄口しょうゆ…小さじ1(6g)
　｜みりん…小さじ2/3(4g)

ごま油…小さじ1/4(1g)
ごはん…茶碗2杯分(300g)
焼きのり…2枚(6g)

[作り方]

1. ごぼうは細めのささがきにして水にさらす。にんじんは太めのせん切りにする。焼きのりを端から3cm幅ほど切り落とす。

2. フライパンにごま油を熱し、ごぼう、にんじんを炒める。しんなりしたらBで調味し、Aを混ぜ、ごはんに混ぜる。

3. 焼きのりに2を広げ、ごはんの中心に切り落としたのりをのせて巻く。食べやすい大きさに切る。

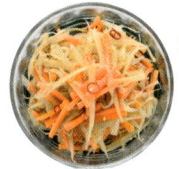

✻ きんぴらごぼうを作りおき

[保存期間]
冷蔵3日／冷凍7日
(解凍は電子レンジで)

温め直してごはんに混ぜるのはもちろん、お弁当のおかずや、オムレツ、お好み焼きの具にしても。

[4人分の材料と分量(作り方は上記参照)]

ごぼう…1/2本(80g)
にんじん…2cm(20g)

A｜赤唐辛子(小口切り)…少々
　｜白いりごま…小さじ1(3g)

B｜薄口しょうゆ…小さじ2(12g)
　｜みりん…大さじ1/2(9g)

ごま油…小さじ1/2(2g)

蒸し野菜とピクルスのサラダ （1人分 56kcal）

[材料(2人分)]

かぼちゃ…60g
カリフラワー…1/8株(60g)
春菊…1/5束(40g)
紫キャベツ…1/10個(60g)

A｜酢、白ワイン、レモン汁…各小さじ1(各5g)
　｜砂糖…小さじ2/3(2g)
　｜塩…少々

[作り方]

1. 紫キャベツは太めのせん切りにし、合わせたAにつけ、1時間ほどおく。

2. かぼちゃは皮をところどころむいて7～8mm厚さのひと口大に、カリフラワーは小房に分け、それぞれラップに包み、電子レンジ(600W)でかぼちゃは1分30秒ほど、カリフラワーは1分ほど加熱する(または蒸気の上がった蒸し器で7分ほど蒸す)。

3. 春菊はゆでて水にとり、3cm長さに切ってしぼる。1、2とともに器に盛る。

ADVICE

糖尿病の方は────サラダのかぼちゃを、ごぼうやアスパラに。

脂質異常症の方は──おでんのたこは焼き豆腐などにかえて。

Menu 11 シーフードドリア献立

1人分 **560 kcal**

人気メニューのドリアをバターを使わないホワイトソースで作ります。
具も低カロリーの魚介ときのこなので、一般的なドリアより約200kcalもダウン!
かみごたえのあるころころサラダを合わせて、おなかいっぱいに。

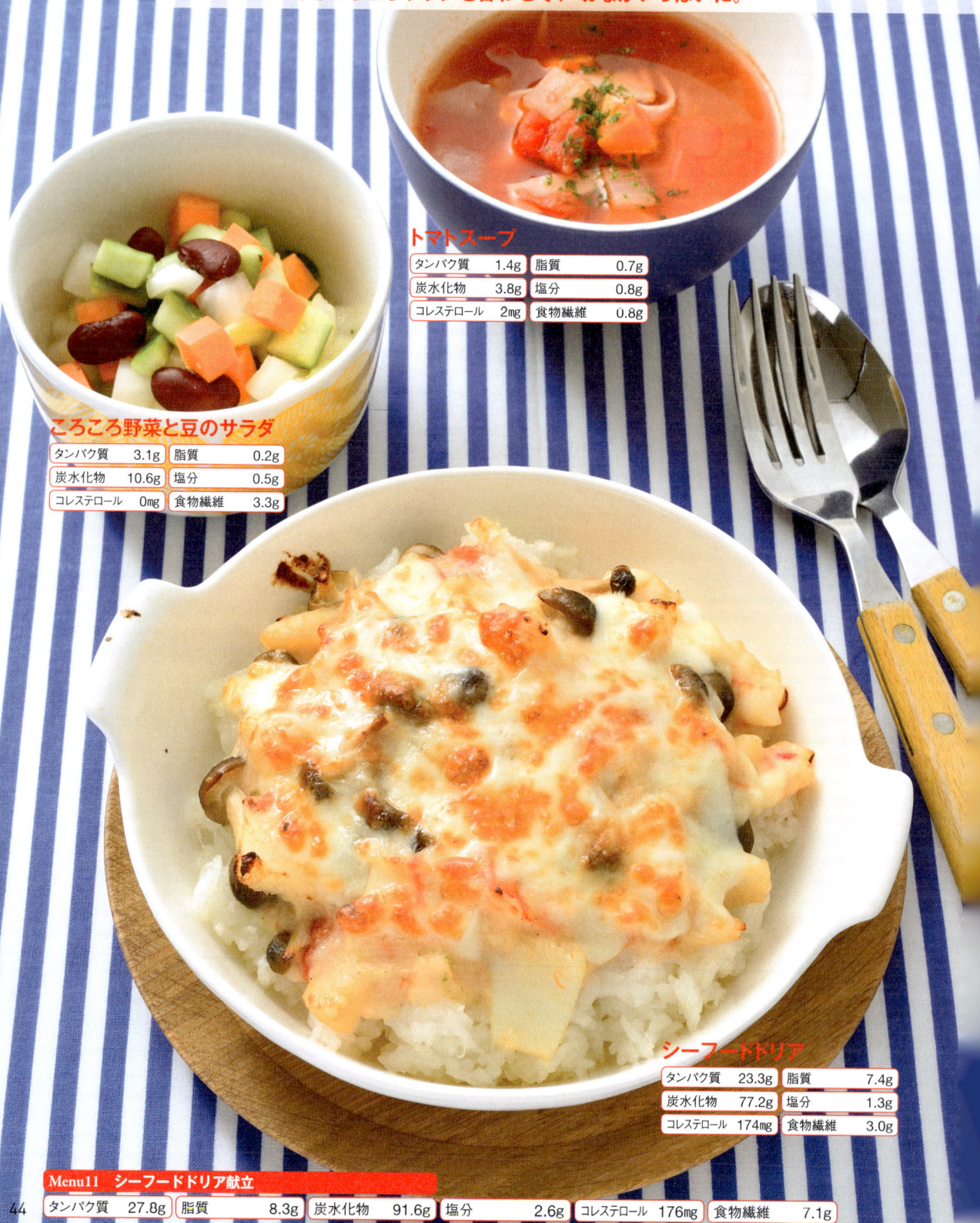

トマトスープ

タンパク質	1.4g	脂質	0.7g
炭水化物	3.8g	塩分	0.8g
コレステロール	2mg	食物繊維	0.8g

ころころ野菜と豆のサラダ

タンパク質	3.1g	脂質	0.2g
炭水化物	10.6g	塩分	0.5g
コレステロール	0mg	食物繊維	3.3g

シーフードドリア

タンパク質	23.3g	脂質	7.4g
炭水化物	77.2g	塩分	1.3g
コレステロール	174mg	食物繊維	3.0g

Menu11 シーフードドリア献立

タンパク質	27.8g	脂質	8.3g	炭水化物	91.6g	塩分	2.6g	コレステロール	176mg	食物繊維	7.1g

シーフードドリア

1人分 479 kcal

[材料(2人分)]

- シーフードミックス(冷凍)…160g
- トマト…約1/3個(60g)
- 玉ねぎ…1/10個(20g)
- しめじ…1/2パック(40g)
- 米…1合(150g)
- しらたき…1/3袋(60g)
- 小麦粉…大さじ2(18g)
- 牛乳…1/2カップ(100g)

A
- 固形スープの素…1/2個(2g)
- 砂糖…大さじ1(9g)
- 塩…ひとつまみ(1g)
- こしょう、シナモンパウダー…各少々

- ピザ用チーズ…30g

[作り方]

1. シーフードミックスは自然解凍する。トマトは1cm角、玉ねぎは薄切り、しめじはほぐす。しらたきは下ゆでし、粗みじん切りにする。

2. 洗った米を炊飯器に入れ、目盛り通りに水加減し、しらたきを加えて炊く。

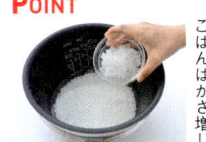

   POINT ごはんはかさ増し

3. 鍋に水1/2カップ(100g)、小麦粉を入れて泡立て器でよく混ぜながら、火にかける。とろみがついてきたら人肌に温めた牛乳を少しずつ加え、**A**で調味し、バットに移して冷ます。

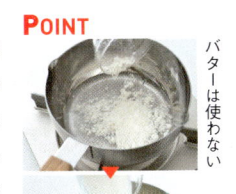

   POINT バターは使わない

4. フッ素樹脂加工のフライパンを油をひかずに熱し、玉ねぎを炒める。しんなりしたらトマト、しめじ、シーフードを加えてさらに炒める。**3**を加えて混ぜ、耐熱の器に盛った**2**にかけ、チーズをのせて200度のオーブンで10分ほど焼く。

❋ ホワイトソースを作りおき

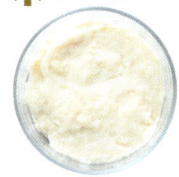

[保存期間]
冷蔵3日／冷凍7日
(解凍は電子レンジで)

冷凍の際は小分けにしておくと便利。ドリアやグラタンのほか、クリームコロッケ、鶏肉や魚のソテーのソースにも。

[4人分の材料と分量](作り方は上記参照)

- 小麦粉…大さじ4(36g)
- 牛乳…1カップ(200g)

A
- 固形スープの素…1個(4g)
- 砂糖…大さじ2(18g)
- 塩…小さじ1/3(2g)
- こしょう、シナモンパウダー…各少々

ころころ野菜と豆のサラダ

1人分 55 kcal

[材料(2人分)]

- レッドキドニービーンズ缶(水煮)…20g
- セロリ…1/3本(30g)
- にんじん…約1/5本(40g)
- 大根…2cm(60g)
- きゅうり…大1/2本(60g)
- ゆず風味ドレッシング(ノンオイル・市販)…大さじ1(15g)

[作り方]

1. 野菜はそれぞれ7mm角に切る。

2. **1**、レッドキドニービーンズを合わせ、ドレッシングであえる。

トマトスープ

1人分 26 kcal

[材料(2人分)]

- カットトマト缶…40g
- 玉ねぎ…約1/6個(30g)
- にんじん…2cm(20g)
- ハム…1/2枚(10g)

A
- 固形スープの素…1/2個(2g)
- 塩、こしょう…各少々

- パセリ(みじん切り)…少々

[作り方]

1. 玉ねぎ、にんじんは1cm角、ハムは半分に切って1cm幅に切る。

2. 鍋に水260ml(260g)と**1**、トマト缶を入れて煮立て、**A**で調味する。

3. 器に盛り、パセリをふる。

ADVICE

糖尿病の方は	ドリアのごはんは炊き上がり量を医師の指示量に調整。ホワイトソースの分量を控えめに。
脂質異常症の方は	ドリアのシーフードミックスをたらや豆腐に、ピザ用チーズをモッツアレラチーズに。

Menu 12 鶏肉と野菜の豆乳シチュー献立

1人分 518 kcal

具材は大きめにカット。歯ごたえが残るよう、煮込み過ぎないのがポイントです。
牛乳よりも脂質の少ない豆乳を使って、エネルギーをダウン。
歯ざわりのよいサラダを添えて、舌もおなかも満足の献立に。

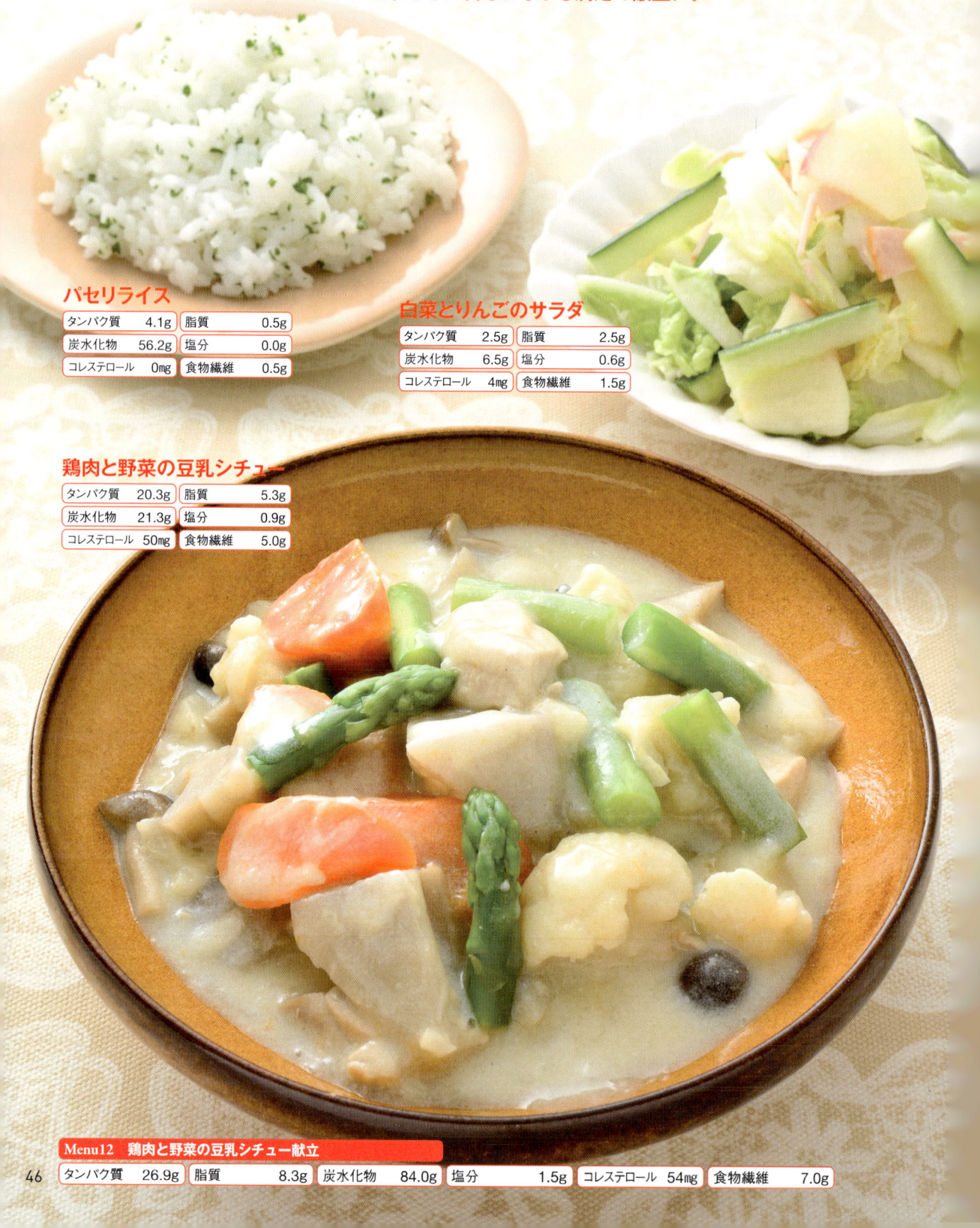

パセリライス
タンパク質	4.1g	脂質	0.5g
炭水化物	56.2g	塩分	0.0g
コレステロール	0mg	食物繊維	0.5g

白菜とりんごのサラダ
タンパク質	2.5g	脂質	2.5g
炭水化物	6.5g	塩分	0.6g
コレステロール	4mg	食物繊維	1.5g

鶏肉と野菜の豆乳シチュー
タンパク質	20.3g	脂質	5.3g
炭水化物	21.3g	塩分	0.9g
コレステロール	50mg	食物繊維	5.0g

Menu12 鶏肉と野菜の豆乳シチュー献立
タンパク質	26.9g	脂質	8.3g	炭水化物	84.0g	塩分	1.5g	コレステロール	54mg	食物繊維	7.0g

鶏肉と野菜の豆乳シチュー

1人分 207 kcal

[材料(2人分)]

鶏胸肉（皮なし）…120g
れんこん…小1/2節（80g）
にんじん…1/3本（60g）
玉ねぎ…1/2個（100g）
カリフラワー…1/6株（80g）
しめじ…1/2パック（40g）
グリーンアスパラガス
　…3本（60g）

A
水…2カップ（400g）
固形スープの素
　…1/2個（2g）

B
豆乳（無調整）
　…3/4カップ（160g）
塩…ひとつまみ（1g）
こしょう…少々

片栗粉…小さじ2/3（2g）
バター…大さじ1/2（6g）

[作り方]

1. 鶏肉はひと口大、れんこん、にんじんは乱切り、玉ねぎは薄切りにする。カリフラワーは小房に分け、しめじはほぐす。グリーンアスパラは4cm長さに切ってゆでる。

2. 鍋にバターを熱し、鶏肉を炒め、色が変わったら玉ねぎ、にんじん、れんこんを加えてさらに炒める。

3. **A**を加え、煮立ったらカリフラワー、しめじを加えて弱火で20分ほど煮る。**B**を加え、再び煮立ったら同量の水で溶いた片栗粉でとろみをつけ、グリーンアスパラを加える。

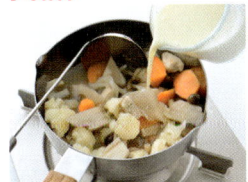

POINT 脂質の少ない豆乳を使う

白菜とりんごのサラダ

1人分 56 kcal

[材料(2人分)]

白菜…2枚（160g）
きゅうり…約1/2本（40g）
りんご…1/5個（40g）
ハム…1枚（20g）

A
りんご酢（または酢）、
レモン汁…各小さじ1
　（各5g）
オリーブオイル
　…小さじ1/2（2g）
塩…少々

[作り方]

1. 白菜の芯は3cm長さのそぎ切り、葉は細切りにする。きゅうりは4cm長さの短冊切り、りんごは皮つきのまま薄いいちょう切りにする。ハムは半分に切って1cm幅に切る。

2. ボウルに**1**を入れ、合わせた**A**であえる。

パセリライス

1人分 255 kcal

[材料(2人分)]

ごはん…茶碗2杯分（300g）
パセリ（みじん切り）…小さじ2（2g）

[作り方]

1. 温かいごはんにパセリを混ぜる。

ADVICE

糖尿病の方は	シチューのれんこんをかぶやブロッコリーに。 サラダのりんごはしっかり計量を。
脂質異常症の方は	シチューの鶏肉はさけや白身魚、または魚肉ソーセージに。 サラダのハムは焼き油揚げに。
高血圧症の方は	サラダのハムはゆでてほぐしたささみ、焼き油揚げに。

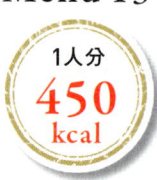

Menu 13 和風ジャージャーめん献立

1人分 450kcal

ひき肉のかわりに、より低カロリーで歯ごたえのあるたこを使いました。
ころころに切ったたっぷりの野菜と合わせてみそ味のトッピングに。
スティックサラダは、ヨーグルトでマヨのエネルギーを抑えたディップでいただきます。

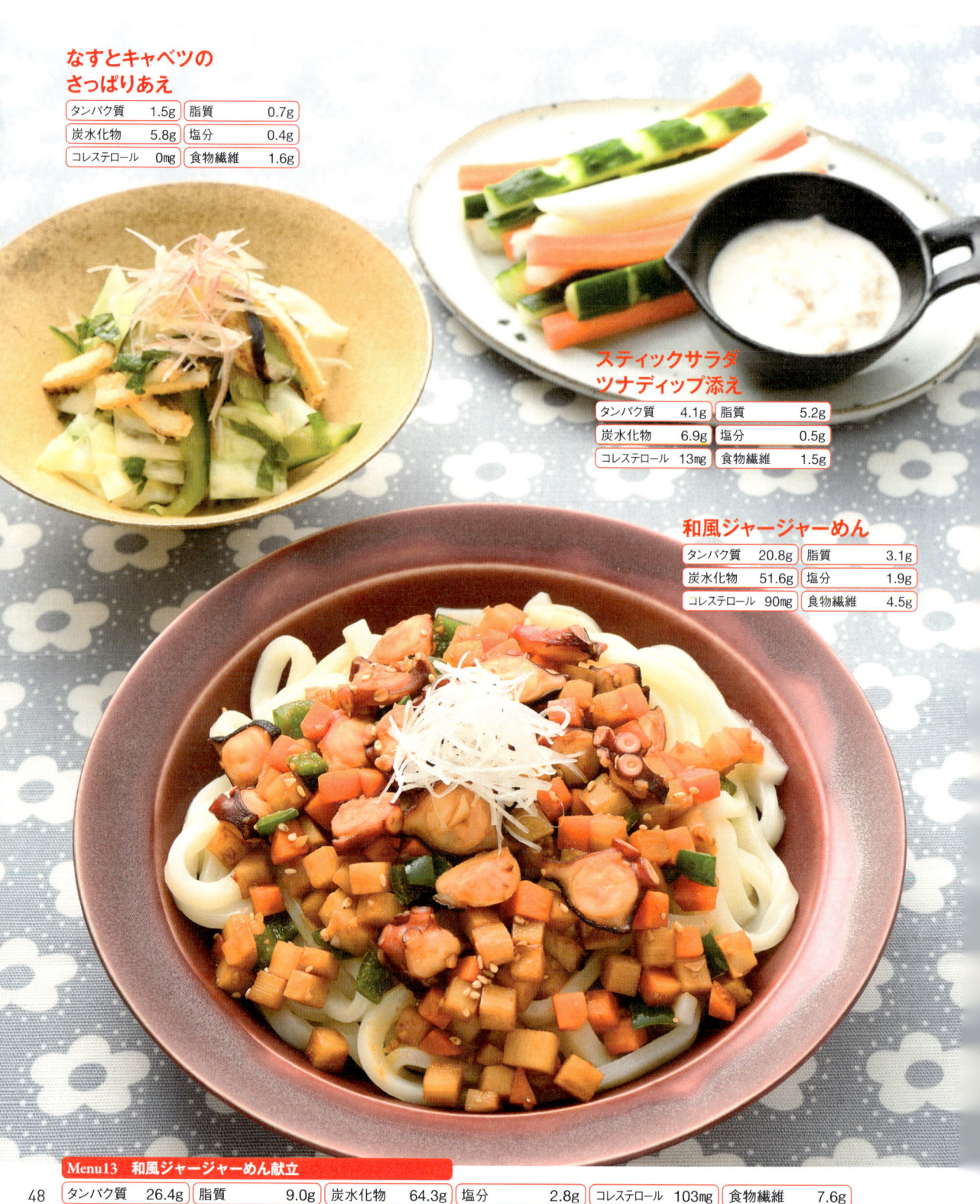

なすとキャベツのさっぱりあえ

タンパク質	1.5g	脂質	0.7g
炭水化物	5.8g	塩分	0.4g
コレステロール	0mg	食物繊維	1.6g

スティックサラダ ツナディップ添え

タンパク質	4.1g	脂質	5.2g
炭水化物	6.9g	塩分	0.5g
コレステロール	13mg	食物繊維	1.5g

和風ジャージャーめん

タンパク質	20.8g	脂質	3.1g
炭水化物	51.6g	塩分	1.9g
コレステロール	90mg	食物繊維	4.5g

Menu13 和風ジャージャーめん献立

タンパク質	26.4g	脂質	9.0g	炭水化物	64.3g	塩分	2.8g	コレステロール	103mg	食物繊維	7.6g

和風ジャージャーめん
1人分 326kcal

[材料（2人分）]

- ゆでだこの足…2本（120g）
- ゆでたけのこ…80g
- にんじん…1/3本（60g）
- ピーマン…2個（40g）
- にんにく（みじん切り）…1/5片（1g）
- ゆでうどん（冷凍）…2玉（400g）

A
- みりん…小さじ2/3（4g）
- 八丁みそ…大さじ1/2（9g）
- 豆板醤…小さじ1/3（2g）
- 鶏ガラスープの素…小さじ1/3（0.8g）
- 白いりごま…小さじ1/3（1g）
- ごま油…小さじ1/2（2g）
- 長ねぎ（白髪ねぎ）…1/3本（30g）

[作り方]

1. たこはぶつ切り、たけのこ、にんじん、ピーマンは5mm角に切る。うどんは表示時間通りにゆでる。
2. フライパンにごま油を熱し、にんにくを炒める。香りが出たら1の野菜とたこを加えて炒め、合わせたAで調味する。
3. 器にうどんを盛り、2をかける。白髪ねぎ（P68参照）をのせる。

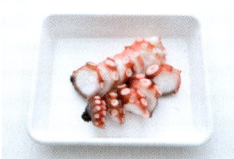

POINT 低カロリーの食材を選ぶ

なすとキャベツのさっぱりあえ
1人分 35kcal

[材料（2人分）]

- なす…1本（80g）
- キャベツ…大1/2枚（40g）
- きゅうり…約1/2本（40g）
- 青じそ…1枚（1g）
- みょうが…1本（10g）
- 油揚げ…1/5枚（4g）
- 塩…ひとつまみ（1g）

A
- 酢…小さじ2（10g）
- しょうゆ…小さじ1（6g）
- 砂糖…小さじ1（3g）
- しょうがのしぼり汁…小さじ1/2（2g）

[作り方]

1. なすは縦半分に切って3mm厚さの斜め切り、きゅうりは4つ割りにして斜め切り、キャベツは2cm角に切る。合わせて塩をふってもみ、水洗いする。青じそ、みょうがはせん切りにする。
2. 油揚げはオーブントースターか焼き網で両面をこんがりと焼き、細切りにする。
3. みょうが以外の1、2を合わせ、合わせたAであえる。器に盛り、みょうがをのせる。

スティックサラダ ツナディップ添え
1人分 89kcal

[材料（2人分）]

- きゅうり…小1本（80g）
- にんじん…1/3本（60g）
- セロリ…1/2本（40g）

A
- ツナ缶（水煮）…1/3缶（30g）
- プレーンヨーグルト（無糖）…大さじ1強（20g）
- マヨネーズ…大さじ1（12g）
- 塩、粗びき黒こしょう…各少々

[作り方]

1. きゅうりは皮をところどころむいて5mm太さの棒状に切る。にんじん、セロリはそれぞれ5mm太さの棒状に切る。Aのツナは汁けをきる。
2. 1の野菜を器に盛り、よく混ぜたAを添える。

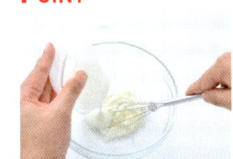

POINT マヨネーズのエネルギーをダウン

ADVICE

- 糖尿病の方は——ジャージャーめんのうどんの分量を減らし、そのぶんしらたきを加えて増量。
- 脂質異常症の方は——サラダのマヨネーズを半分に減らし、カレー粉を混ぜて。
- 高血圧症の方は——ジャージャーめんの八丁みそを白みそに。あえものの野菜は塩でなく酢でもむと減塩に。

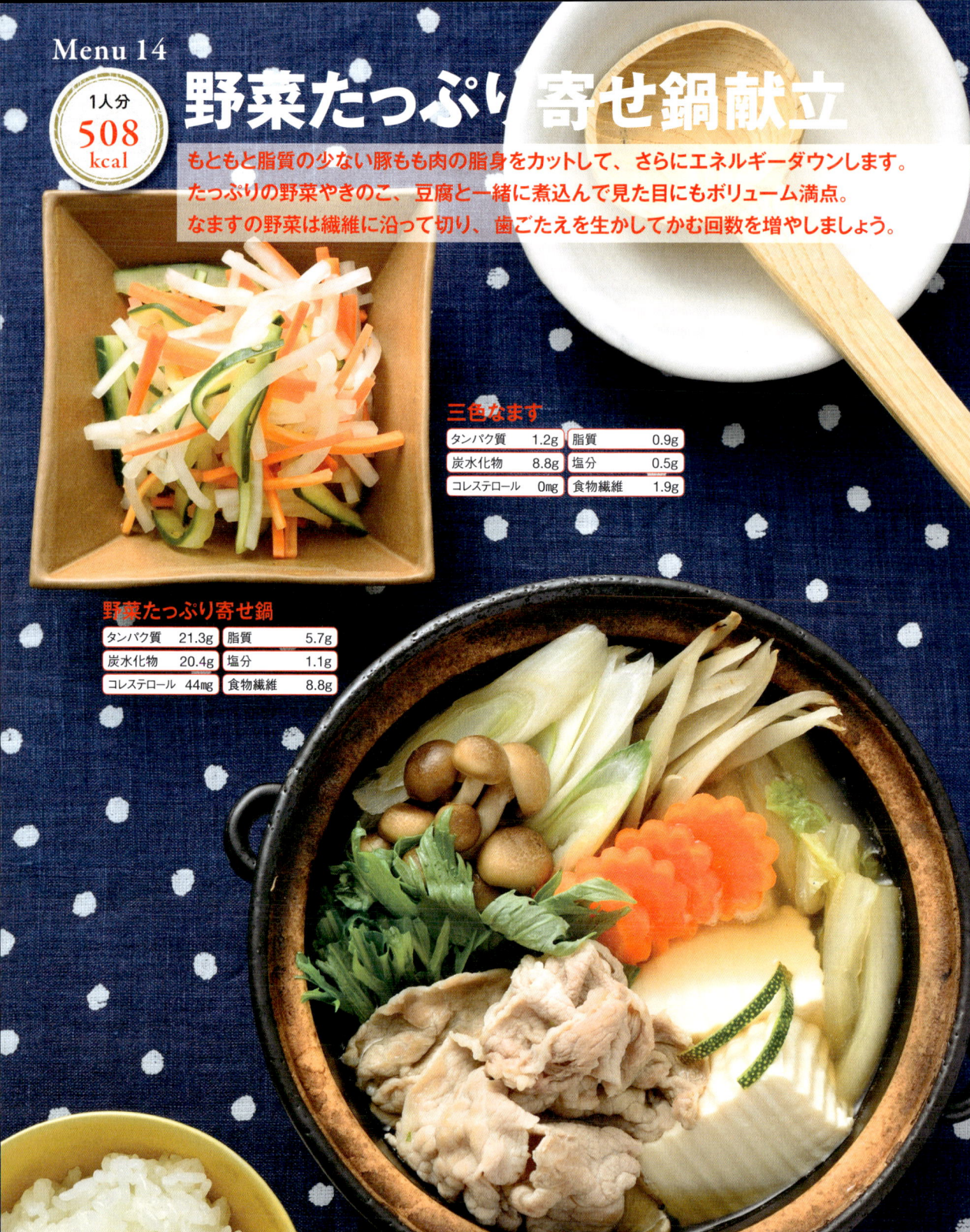

Menu 14 野菜たっぷり寄せ鍋献立

1人分 508 kcal

もともと脂質の少ない豚もも肉の脂身をカットして、さらにエネルギーダウンします。
たっぷりの野菜やきのこ、豆腐と一緒に煮込んで見た目にもボリューム満点。
なますの野菜は繊維に沿って切り、歯ごたえを生かしてかむ回数を増やしましょう。

三色なます

タンパク質	1.2g	脂質	0.9g
炭水化物	8.8g	塩分	0.5g
コレステロール	0mg	食物繊維	1.9g

野菜たっぷり寄せ鍋

タンパク質	21.3g	脂質	5.7g
炭水化物	20.4g	塩分	1.1g
コレステロール	44mg	食物繊維	8.8g

ごはん

タンパク質	3.8g	脂質	0.5g
炭水化物	55.7g	塩分	0.0g
コレステロール	0mg	食物繊維	0.5g

Menu14 野菜たっぷり寄せ鍋献立

タンパク質	脂質	炭水化物	塩分	コレステロール	食物繊維
26.3g	7.1g	84.9g	1.6g	44mg	11.2g

野菜たっぷり寄せ鍋 （1人分 209kcal）

【材料(2人分)】

- 豚もも薄切り肉…130g
- 豆腐(絹ごし)…1/3丁(100g)
- 水菜…1束(200g)
- 白菜…2枚(160g)
- にんじん…1/3本(60g)
- ごぼう…約1/3本(60g)
- 長ねぎ…1/2本(60g)
- しめじ…1パック(80g)

A
- だし汁…3カップ(600g)
- しょうゆ…大さじ1/2(9g)
- 酒…小さじ1(5g)
- 塩…少々

- 青ゆずの皮…少々

【作り方】

1. 水菜は5cm長さ、白菜は葉はざく切り、芯は1cm太さの棒状に切る。にんじんは5mm厚さの輪切りにし、好みの型で抜く。ごぼうは太めのささがきにして水にさらす。長ねぎは斜め切り、しめじはほぐす。

2. 豚肉は脂を切り落としてひと口大、豆腐は食べやすい大きさに切る。

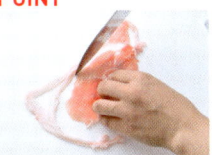

POINT
余分な脂を落とす

3. 鍋にAを煮立て、1、2の具を煮る。ゆずの皮をあしらう。

三色なます （1人分 47kcal）

【材料(2人分)】

- 大根…約3cm(100g)
- きゅうり…1/2本(50g)
- にんじん…約1/4本(50g)

A
- 酢…大さじ1と1/3(20g)
- 砂糖…小さじ2(6g)
- 薄口しょうゆ…小さじ1/3(2g)
- 塩…少々

- 白いりごま…小さじ1(3g)

【作り方】

1. 大根、きゅうり、にんじんは5cm長さの細切りにする。

2. 小鍋にAをひと煮立ちさせ、火からおろして冷ます。

3. 1に2を加えてからめ、30分ほどおいて味をなじませる。器に盛り、ごまをふる。

ごはん （1人分 252kcal）

【材料(2人分)】

- ごはん…茶碗2杯分(300g)

ADVICE

- 糖尿病の方は……ごはんの量は医師の指示量に調整を。
- 脂質異常症の方は……寄せ鍋の豚肉はぶり、いわしのつみれにかえて。
- 高血圧症の方は……寄せ鍋を水炊きに変更し、ポン酢で。市販のポン酢を購入するときは、必ず栄養成分表のナトリウム量または食塩相当量を確認。

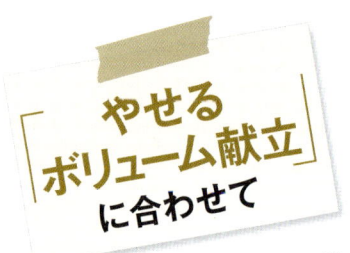

「やせるボリューム献立」に合わせて

ごはんとパンの
おすすめ朝食例

体を目覚めさせ、活動のパワーをチャージするのに大切な朝食。
朝食を抜けばそのぶんエネルギーオフに?…それはNG。
1日に必要な栄養素が足りなくなったり、
おなかが減って、昼食のとり過ぎにもつながります。

ごはん朝食例　目玉焼きと野菜ソテー定食

ヨーグルトを毎日の習慣に
ごはんの朝食でも、不足しがちなカルシウム補給のために、適量のヨーグルトや牛乳を毎日とるのがおすすめです。

タンパク源は手のひらサイズ
肉、魚、卵などの主菜は、手のひらサイズのものを1品(P16参照)。栄養バランスが整うと同時に、腹持ちがよくなります。

ごはんの食べ過ぎに注意
ごはんは各自の適正量を守って。食べ過ぎると糖質の過剰摂取となり、中性脂肪の増加に！ 塩分の多い漬けものや梅干しもごはんの食べ過ぎに直結します。

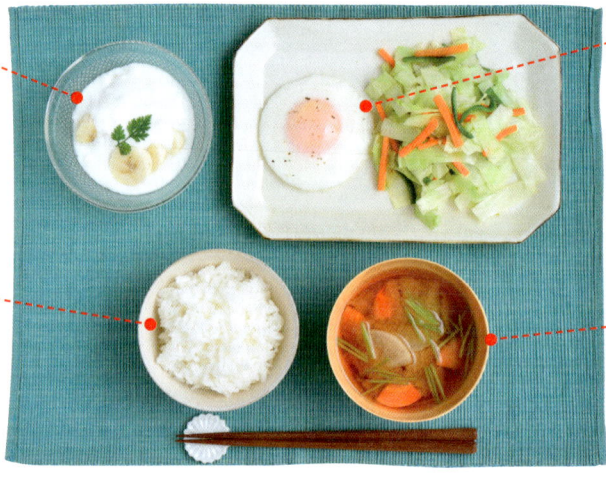

みそ汁は野菜たっぷり
みそ汁は残り野菜をたっぷりと入れて"食べる汁もの"に。具だくさんにすることで汁の量が減り、減塩につながります。

朝食もバランスよく、食べ過ぎないようにしましょう

パン朝食例　ゆで卵とサラダプレート

タンパク源は手のひらサイズ
肉、魚、卵などの主菜は、手のひらサイズのものを1品(P16参照)。栄養バランスが整うと同時に、腹持ちがよくなります。

くだものは季節のものを
生で手軽に食べられるくだものはビタミン類の補給に。季節のものを選びましょう。果糖のとり過ぎにならないように食べ過ぎに注意を。

ヨーグルトや牛乳を毎日の習慣に
不足しがちなカルシウム補給のために、飲みものなら牛乳がおすすめ。毎日の習慣にしましょう。ヨーグルトでもOKです。

パンの食べ過ぎに注意
パンは各自の適正量を守って。食べ過ぎると糖質の過剰摂取となり、中性脂肪の増加に！ ジャムは糖度55度未満の低糖度のものを使うと、よりエネルギーダウン。

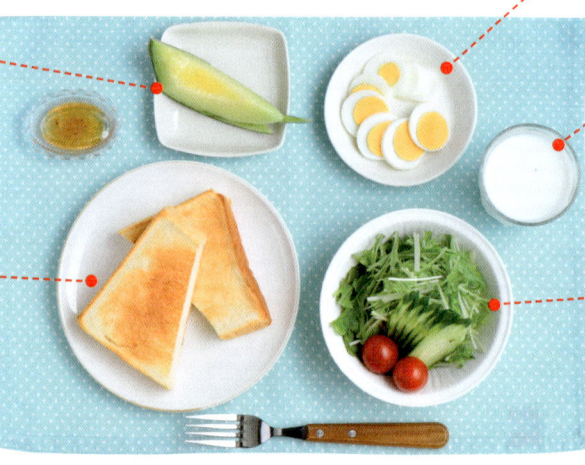

サラダは歯ごたえを重視
野菜は歯ごたえのよいものをチョイス。大きめ、太めに切って、かみごたえをアップ。ノンオイルドレッシングを使えばさらにエネルギーオフになります。

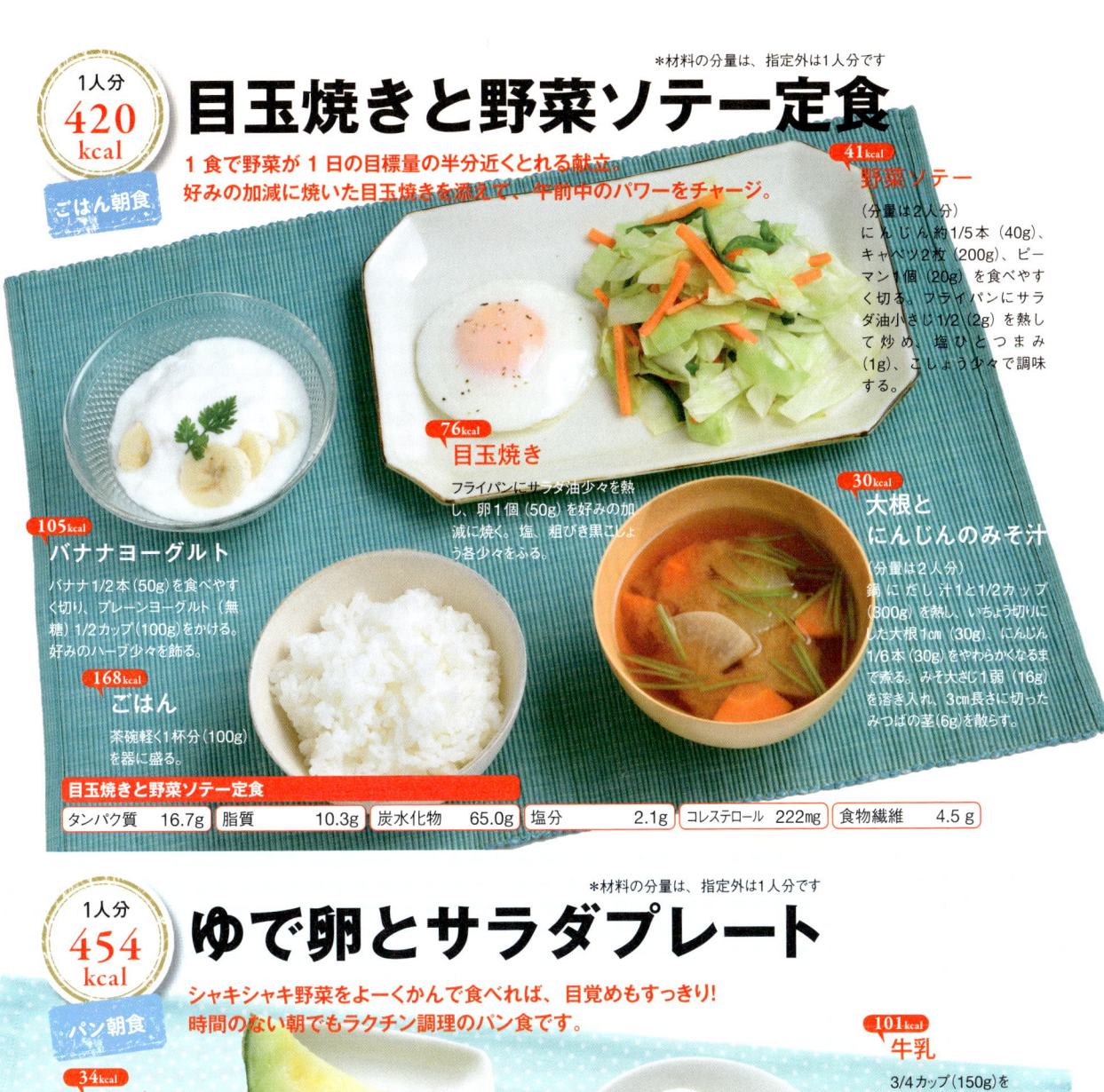

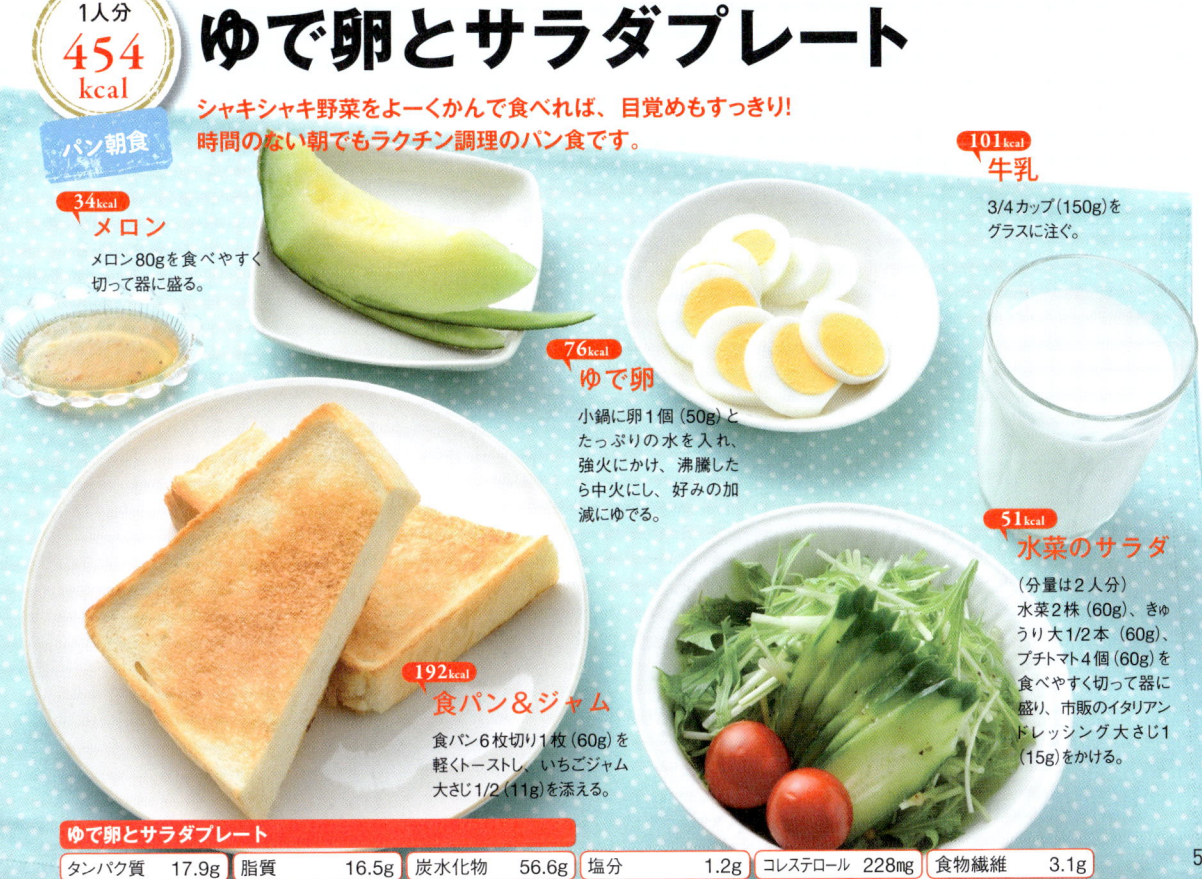

目玉焼きと野菜ソテー定食

1人分 420kcal

ごはん朝食

*材料の分量は、指定外は1人分です

1食で野菜が1日の目標量の半分近くとれる献立。
好みの加減に焼いた目玉焼きを添えて、午前中のパワーをチャージ。

野菜ソテー 41kcal
（分量は2人分）
にんじん約1/5本（40g）、キャベツ2枚（200g）、ピーマン1個（20g）を食べやすく切る。フライパンにサラダ油小さじ1/2（2g）を熱して炒め、塩ひとつまみ（1g）、こしょう少々で調味する。

目玉焼き 76kcal
フライパンにサラダ油少々を熱し、卵1個（50g）を好みの加減に焼く。塩、粗びき黒こしょう各少々をふる。

大根とにんじんのみそ汁 30kcal
（分量は2人分）
鍋にだし汁1と1/2カップ（300g）を熱し、いちょう切りにした大根1cm（30g）、にんじん1/6本（30g）をやわらかくなるまで煮る。みそ大さじ1弱（16g）を溶き入れ、3cm長さに切ったみつばの茎（6g）を散らす。

バナナヨーグルト 105kcal
バナナ1/2本（50g）を食べやすく切り、プレーンヨーグルト（無糖）1/2カップ（100g）をかける。好みのハーブ少々を飾る。

ごはん 168kcal
茶碗軽く1杯分（100g）を器に盛る。

目玉焼きと野菜ソテー定食
タンパク質	脂質	炭水化物	塩分	コレステロール	食物繊維
16.7g	10.3g	65.0g	2.1g	222mg	4.5g

ゆで卵とサラダプレート

1人分 454kcal

パン朝食

*材料の分量は、指定外は1人分です

シャキシャキ野菜をよーくかんで食べれば、目覚めもすっきり！
時間のない朝でもラクチン調理のパン食です。

牛乳 101kcal
3/4カップ（150g）をグラスに注ぐ。

メロン 34kcal
メロン80gを食べやすく切って器に盛る。

ゆで卵 76kcal
小鍋に卵1個（50g）とたっぷりの水を入れ、強火にかけ、沸騰したら中火にし、好みの加減にゆでる。

食パン＆ジャム 192kcal
食パン6枚切り1枚（60g）を軽くトーストし、いちごジャム大さじ1/2（11g）を添える。

水菜のサラダ 51kcal
（分量は2人分）
水菜2株（60g）、きゅうり大1/2本（60g）、プチトマト4個（60g）を食べやすく切って器に盛り、市販のイタリアンドレッシング大さじ1（15g）をかける。

ゆで卵とサラダプレート
タンパク質	脂質	炭水化物	塩分	コレステロール	食物繊維
17.9g	16.5g	56.6g	1.2g	228mg	3.1g

ウインナーのトマト煮プレート

1人分 430 kcal

パン朝食

＊材料の分量は、指定外は1人分です

煮ものは前の晩に調理しておけば、温め直すだけでOK。
くだものはビタミンたっぷりの、新鮮な旬のものを選びましょう。

46 kcal オレンジ
オレンジ1個（100g）を食べやすく切って器に盛る。

101 kcal 牛乳
牛乳3/4カップ（150g）をグラスに注ぐ。

217 kcal ロールパン＆ジャム
ロールパン2個（60g）にりんごジャム大さじ1（21g）を添える。

66 kcal ウインナーのトマト煮
（分量は2人分）
鍋にいちょう切りにしたにんじん2cm（20g）と水1と1/2カップ（300g）を入れて煮立て、弱火で煮、やわらかくなったら斜め切りにしたウインナー2本（20g）、食べやすく切ったなす大1本（100g）、玉ねぎ1/2個（100g）を加えてさらに10分ほど煮る。固形スープの素1/2個（2g）、トマトケチャップ大さじ1弱（12g）、塩少々で調味し、器に盛り、ドライバジル少々をふる。

ウインナーのトマト煮プレート

タンパク質	脂質	炭水化物	塩分	コレステロール	食物繊維
14.5g	13.6g	64.4g	1.9g	23mg	4.4g

スクランブルエッグプレート

1人分 424 kcal

パン朝食

＊材料の分量は、指定外は1人分です

いつものスクランブルエッグに、野菜を加えてボリュームアップ。
パンは胚芽入りにすると、ビタミンB群や食物繊維もとれます。

35 kcal ぶどう
ぶどう（巨峰）3～4粒（60g）を器に盛る。

101 kcal 牛乳
3/4カップ（150g）をグラスに注ぐ。

185 kcal 胚芽食パン＆ジャム
胚芽食パン（6枚切り）1枚（60g）を軽くトーストし、オレンジマーマレード大さじ1/2（11g）を添える。

103 kcal スクランブルエッグ
（分量は2人分）
卵2個（100g）は溶きほぐし、牛乳大さじ1強（20g）、5mm角に切った玉ねぎ約1/6個（30g）、にんじん1cm（10g）を加えて混ぜる。フライパンにサラダ油小さじ1/2（2g）を熱し、卵液を流し入れて大きく混ぜ、塩、こしょう各少々で調味する。器に盛り、トマトケチャップ小さじ1（5g）を添え、パセリのみじん切り少々をふる。

スクランブルエッグプレート

タンパク質	脂質	炭水化物	塩分	コレステロール	食物繊維
17.5g	15.0g	54.5g	1.6g	229mg	2.1g

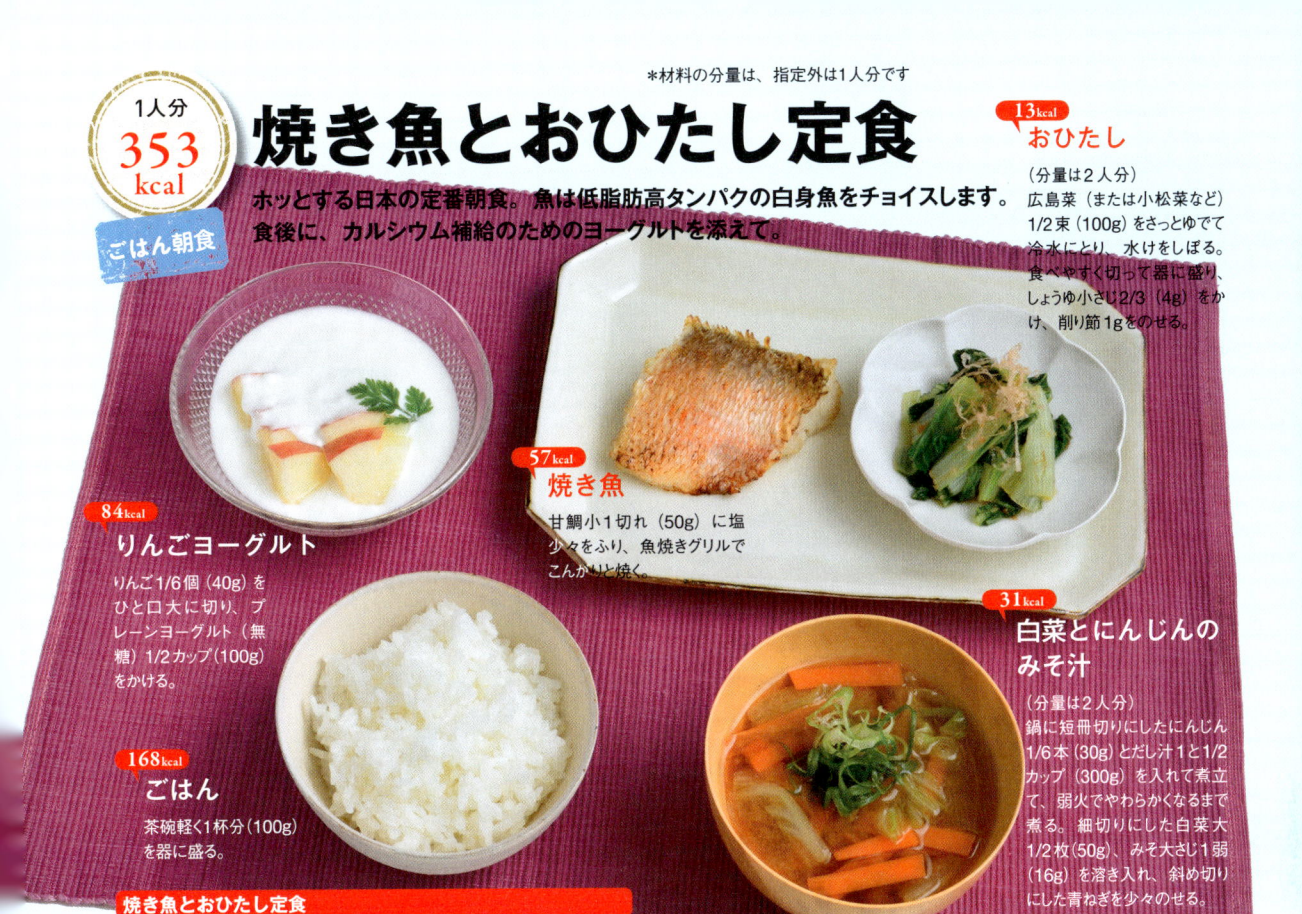

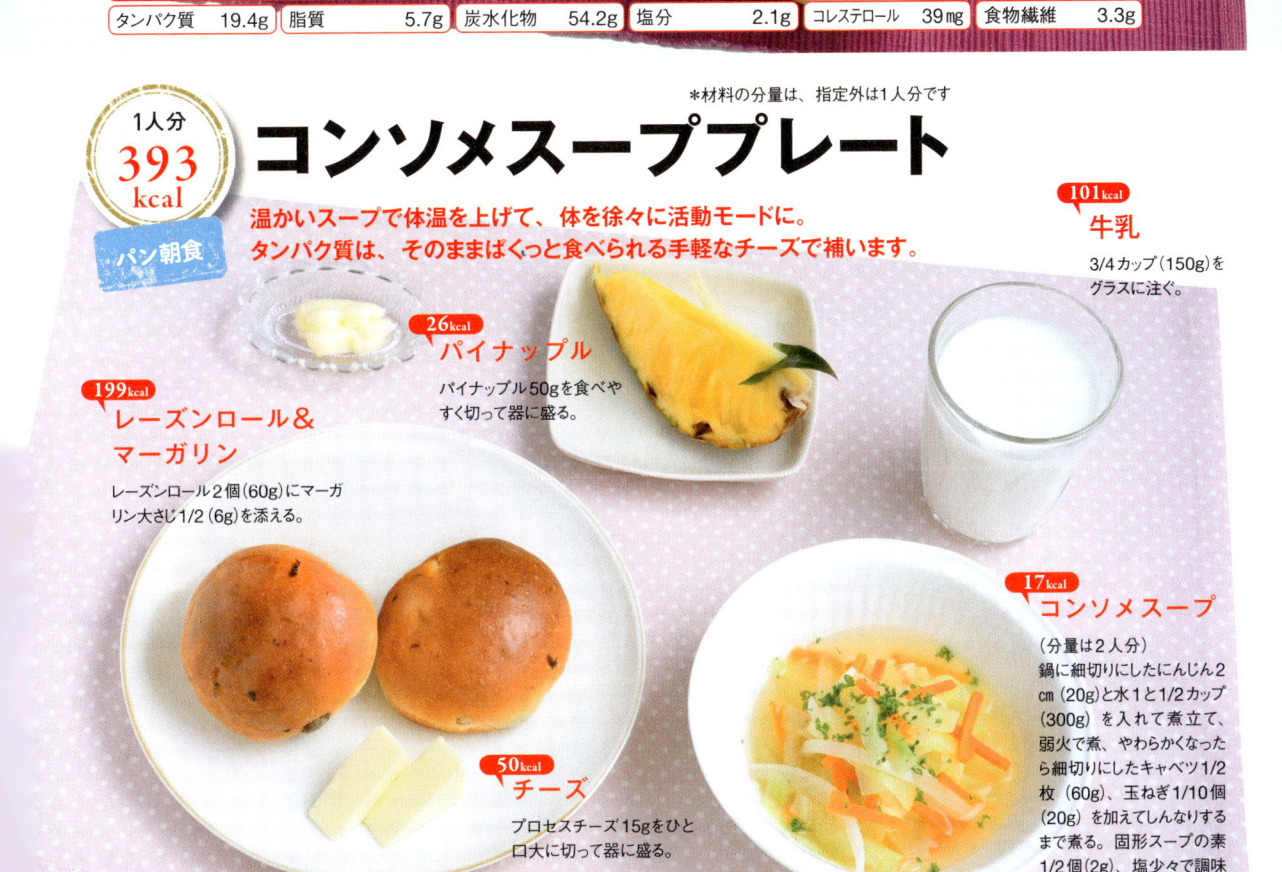

焼き魚とおひたし定食

1人分 353kcal ／ ごはん朝食

＊材料の分量は、指定外は1人分です

ホッとする日本の定番朝食。魚は低脂肪高タンパクの白身魚をチョイスします。
食後に、カルシウム補給のためのヨーグルトを添えて。

13kcal おひたし
（分量は2人分）
広島菜（または小松菜など）1/2束（100g）をさっとゆでて冷水にとり、水けをしぼる。食べやすく切って器に盛り、しょうゆ小さじ2/3（4g）をかけ、削り節1gをのせる。

57kcal 焼き魚
甘鯛小1切れ（50g）に塩少々をふり、魚焼きグリルでこんがりと焼く。

84kcal りんごヨーグルト
りんご1/6個（40g）をひと口大に切り、プレーンヨーグルト（無糖）1/2カップ（100g）をかける。

31kcal 白菜とにんじんのみそ汁
（分量は2人分）
鍋に短冊切りにしたにんじん1/6本（30g）とだし汁1と1/2カップ（300g）を入れて煮立て、弱火でやわらかくなるまで煮る。細切りにした白菜大1/2枚（50g）、みそ大さじ1弱（16g）を溶き入れ、斜め切りにした青ねぎを少々のせる。

168kcal ごはん
茶碗軽く1杯分（100g）を器に盛る。

焼き魚とおひたし定食

タンパク質	脂質	炭水化物	塩分	コレステロール	食物繊維
19.4g	5.7g	54.2g	2.1g	39mg	3.3g

コンソメスーププレート

1人分 393kcal ／ パン朝食

＊材料の分量は、指定外は1人分です

温かいスープで体温を上げて、体を徐々に活動モードに。
タンパク質は、そのままぱくっと食べられる手軽なチーズで補います。

101kcal 牛乳
3/4カップ（150g）をグラスに注ぐ。

26kcal パイナップル
パイナップル50gを食べやすく切って器に盛る。

199kcal レーズンロール＆マーガリン
レーズンロール2個（60g）にマーガリン大さじ1/2（6g）を添える。

50kcal チーズ
プロセスチーズ15gをひと口大に切って器に盛る。

17kcal コンソメスープ
（分量は2人分）
鍋に細切りにしたにんじん2cm（20g）と水1と1/2カップ（300g）を入れて煮立て、弱火で煮、やわらかくなったら細切りにしたキャベツ1/2枚（60g）、玉ねぎ1/10個（20g）を加えてしんなりするまで煮る。固形スープの素1/2個（2g）、塩少々で調味し、器に盛り、パセリのみじん切り少々をふる。

コンソメスーププレート

タンパク質	脂質	炭水化物	塩分	コレステロール	食物繊維
13.9g	16.2g	48.7g	1.7g	18mg	3.1g

やせる「ボリューム献立」で1週間 おすすめ組み合わせ例

	Mon 月	Tue 火	Wed 水
朝食 BREAKFAST	目玉焼きと野菜ソテー定食 1人分 **420**kcal P53	ゆで卵とサラダプレート 1人分 **454**kcal P53	コンソメスーププレート 1人分 **393**kcal P55
昼食 LUNCH	シーフードドリア献立 1人分 **560**kcal P44	オムライスのトマトソースがけ献立 1人分 **571**kcal P28	野菜たっぷりサラダずし献立 1人分 **529**kcal P32
夕食 DINNER	野菜たっぷり寄せ鍋献立 1人分 **508**kcal P50	かじきソテー丼献立 1人分 **444**kcal P38	ブイヤベース献立 1人分 **583**kcal P34
1日の総エネルギー量は	1人分 **1488**kcal	1人分 **1469**kcal	1人分 **1505**kcal

これで1日 およそ 1400〜1500kcal！

「やせるボリューム献立14」は、基本的に昼食でも夕食でもOK。なるべく肉料理と魚介料理が続かないように組み合わせましょう。朝食も含め、おすすめの1週間献立例を紹介します。

Thu 木	Fri 金	Sat 土	Sun 日
焼き魚とおひたし定食 1人分 **353**kcal P55	ウインナーのトマト煮プレート 1人分 **430**kcal P54	スクランブルエッグプレート 1人分 **424**kcal P54	ゆで卵とサラダプレート 1人分 **454**kcal P53
彩りビビンバ丼献立 1人分 **577**kcal P30	ほうれんそうカレー献立 1人分 **478**kcal P40	マスタード風味の豚野菜丼献立 1人分 **558**kcal P24	和風ジャージャーめん献立 1人分 **450**kcal P48
魚介のオイスターソース炒め献立 1人分 **488**kcal P26	さけのホイルチャンチャン焼き献立 1人分 **516**kcal P36	鶏肉と野菜の豆乳シチュー献立 1人分 **518**kcal P46	京風おでん献立 1人分 **504**kcal P42
1人分 **1418**kcal	1人分 **1424**kcal	1人分 **1500**kcal	1人分 **1408**kcal

column1
食べ方ひとつでダイエット
間食編

食事と食事の間にどうしてもおなかがすいたり、ちょっと甘いものがほしくなったり…。ダイエット中は間食を控えるのが理想ですが、がまん続きでイライラしたりしては、せっかくのダイエットも長続きしません。じっくり選んで、時間や量はしっかり守りましょう。

間食は基本的には厳禁です

せっかくエネルギーを抑えたバランスのいい食事をとっても、間食を食べてしまっては何にもなりません。ただ、どうしてもがまんできない場合は、くだもの80kcal分を食べてみては。80kcal分は、たとえばりんごやなしなら1/2個、みかん2個、バナナ1本などになります。

1日約80kcalまでが間食の目安！

間食との上手なつき合い方は？

1 食べる時間を決める

「少しだけ」が積み重なると、知らず知らずのうちにエネルギーオーバーに。いつでも食べられるという状況にしないよう、自分で食べる時間を決めておきましょう。時間帯は夕食後はNG。日中、1日1回までにします。

2 食べる量を決める

たとえお菓子を食べるとしても、小袋入りなら1日1袋、ビスケットなら3枚までなど、食べる量を必ず決めておくことが大事。大袋入りではうっかり食べきってしまったりするので、食べる量を決めて小皿などに取り出すことが肝心です。

3 選び方を心得る

もちろん、選ぶときは低カロリーのものを。一般的に洋菓子はバターなど油脂の使用量が多く、和菓子は糖質を多く含むものが多いようです。

比較的低カロリーの間食	比較的高カロリーで気をつけたい間食
・ノンシュガーキャンディ・ガム ・0kcalの商品 ・ヨーグルト 小1個（100g） ・フルーツ（握りこぶし1個分の大きさ） ・ビスケット（3枚） ・水ようかん、ゼリー	・ケーキ類 ・おはぎ、大福もち ・たい焼き ・スナック菓子 ・菓子パン ・アイスクリーム

「カロリーオフ」と表示されていたら安心？

市販のお菓子やドリンク類などに、「低カロリー」「カロリーオフ」などという表示がされている場合があります。この言葉に惑わされてはいけません。じつは、健康増進法に基づく栄養表示基準によれば、食品なら100gあたり40kcal以下、ドリンクは100mlあたり20kcal以下ならこうした表示は可能。500mlのドリンクなら、100kcalあっても低カロリーと表示することができるというわけです。表示の見方を知って、正しく選択することが大切です。

エネルギーCHECK！

ふだんよく食べる間食のエネルギーはこのくらい。
ドリンク類も要注意！　食べ過ぎは厳禁です。

洋菓子類

ショートケーキ	1個(105g)	360kcal
モンブラン	1個(80g)	320kcal
シュークリーム	1個(100g)	240kcal
プリン	1個(90g)	160kcal
チョコレートパフェ	1人分	600kcal
カステラ	1切れ(50g)	160kcal
バニラアイス	1個(150g)	240kcal
かき氷	1個(180g)	80kcal
板チョコレート	1枚(45g)	240kcal
ポテトチップス	1袋(70g)	400kcal
クッキー	1枚(15g)	80kcal
チョコパイ	1個(33g)	160kcal
キャラメル	1個(10g)	40kcal

菓子パン類

あんパン	1個(100g)	280kcal
クリームパン	1個(100g)	320kcal
デニッシュパン	1個(100g)	400kcal
蒸しパン	1個(100g)	320kcal
蒸しケーキ	1個(140g)	480kcal

和菓子類

まんじゅう	1個(40g)	120kcal
豆大福	1個(140g)	320kcal
たい焼き	1個(110g)	240kcal
どら焼き	1個(90g)	240kcal
みたらしだんご	5本(120g)	240kcal
もなか	1個(40g)	120kcal
わらびもち	1人分(200g)	240kcal
水ようかん	1個(85g)	160kcal
せんべい	2枚(15g)	40kcal
おかき	5個(20g)	80kcal
かりんとう	4本(15g)	80kcal

そのほか

さきいか	15g	40kcal
たこ焼き	1人分(6個)	160kcal
肉まん	1個(110g)	240kcal
ナッツ	15g	80kcal

ドリンク類

コーラ	180ml	80kcal
缶コーヒー	200ml	80kcal
スポーツ飲料	500ml	160kcal

※一般的な数値を出しています。店やものによって異なりますので、目安としてお考えください。

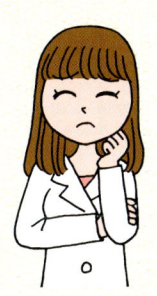

このようにふだん食べがちな間食は、思っているより高カロリー。できれば食べないのが一番です。どうしても食べたいときは、これらのエネルギーを把握して、食事や運動をコントロールするようにしましょう。

低カロリー甘味料を上手に利用しよう

どうしても甘いものが食べたいとき、砂糖と同様かそれ以上の甘みを持ちながら、よりエネルギーの低い市販の低カロリー甘味料は強い味方になってくれます。特徴の違ういくつかの甘味料が市販されていますので、使い勝手などを考えて、選んでみては。ちなみにこの本では「低カロリーおやつレシピ」(P60～)に「パルスイート」を使っています。

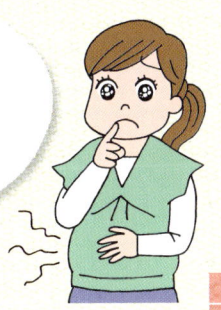

	小さじ1 (5ml)		大さじ1 (15ml)	
	重量(g)	エネルギー(kcal)	重量(g)	エネルギー(kcal)
パルスイート	2	2.8	8	11.2
マービー	4	8	13	16
ラカントS (顆粒)	4	0	13	0
砂糖	3	12	9	35

商品名	形状	100gの熱量(kcal)	炭水化物(g)	タンパク質(g)	成分	砂糖との置きかえ量(かさ)	特性
パルスイート	顆粒	140	95	2.1	粉末還元麦芽糖水飴、エリスリトール、食物繊維（還元難消化性デキストリン）、アラニン、甘味料（アスパルテーム・Lフェニルアラニン化合物、アセスルファムK）、香料、ポリグルタミン酸	砂糖の1/3量	少量でまろやかな甘味を感じる。加熱調理にも使用できる。
マービー	粉末	200	100	0	還元麦芽糖	砂糖と同じ量	すべての調理法に使用できる。まろやかで後味がさっぱりしている。
ラカントS	顆粒	0	99.5	0.1	エリスリトール、ラカンカエキス、甘味料（ラカンカ抽出物）	砂糖と同じ量	加熱調理にも使用できる。砂糖と同じ量で置きかえられる。
砂糖		384	99.2	0	ショ糖		

●問い合わせ先　パルスイート／味の素株式会社　お客様相談センター ☎0120-16-0505
マービー／株式会社Hプラスビーライフサイエンス　営業部 ☎03-5298-8188　ラカントS／サラヤ株式会社 ☎0120-40-3636

これなら安心！
低カロリーおやつレシピ

人気のおやつも手作りすれば、ぐっと低カロリー。
低カロリーの甘味料や食材を上手に利用した、ダイエット中のための簡単おやつレシピです。

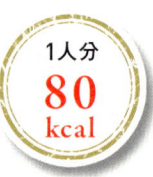

1人分 80kcal

口あたりなめらかなあっさりチーズケーキ
ベイクドチーズケーキ

[材料（15cm丸型1個分＝10人分）]

カッテージチーズ（裏ごしタイプ）
　…1と1/2カップ（200g）
プレーンヨーグルト（無糖・脂肪ゼロタイプ）
　…3/4カップ（150g）
レモン汁…大さじ2（30g）
薄力粉…大さじ4（36g）
卵…2個（100g）
砂糖…1/2カップ（60g）
＊カッテージチーズと卵は常温にもどす。

タンパク質	4.8g	脂質	2.0g
炭水化物	10.4g	塩分	0.2g
コレステロール	47mg	食物繊維	0.1g

クリームチーズの
かわりにカッテージチーズ、
生クリームのかわりに
ヨーグルトを使って大幅に
エネルギーダウン！

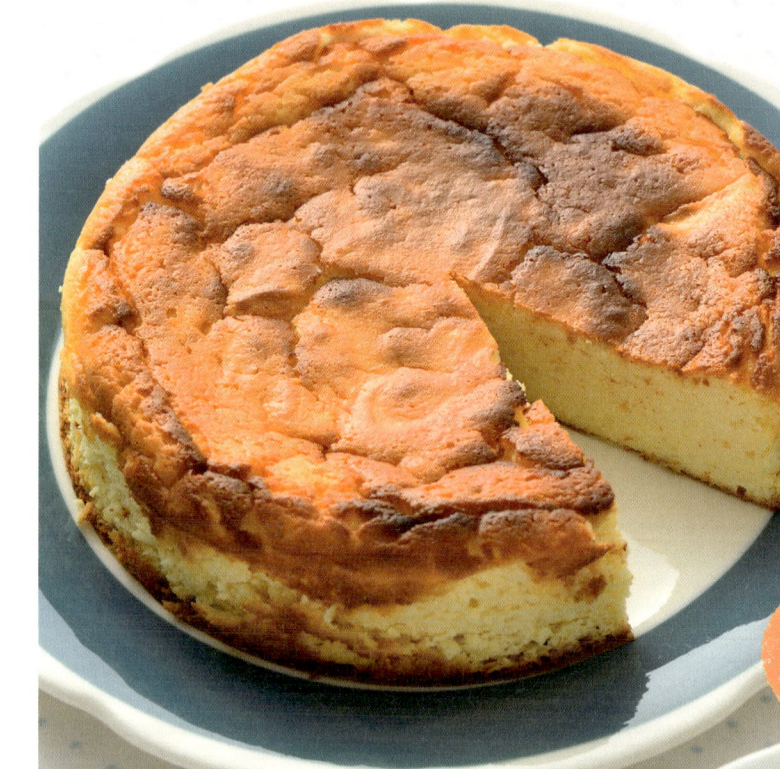

[作り方]

1 ボウルにカッテージチーズを入れ、ゴムべらでなめらかにし、クリーム状になったら泡立て器ですり混ぜる。ヨーグルト、レモン汁を加えて混ぜ、薄力粉をふるい入れ、ゴムべらでさらに混ぜる。

2 別のボウルに卵を入れ、泡立て器でとろりとリボン状になるまで泡立てる。砂糖を3回に分けて加え混ぜ、**1**に加えてゴムべらでさっくりと混ぜる。

3 型に流し入れ、170度のオーブンで50分ほど焼く。

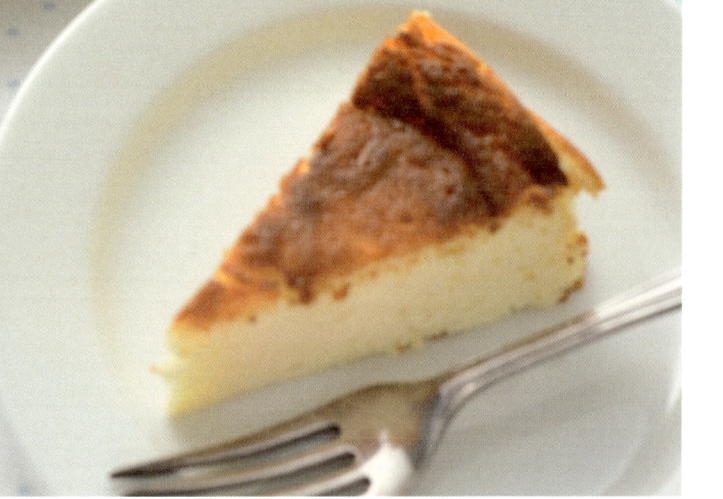

豆腐アイスクリーム

1人分 **78 kcal**

豆腐でさっぱり和風味。きなこの香ばしさがアクセント

> 生クリームのかわりに豆腐と豆乳を使います。エネルギーはなんと一般的な市販のアイスクリームの約半分に。

[材料（4人分）]

- 豆腐（木綿）…1/3丁（100g）
- 豆乳（成分無調整）…1/2カップ（100g）
- 卵…2個（100g）
- 低カロリー甘味料（パルスイート・P59参照）…小さじ2（4g）＋小さじ1（2g）
- ラム酒…少々
- 黒みつ…大さじ1/2（11g）
- きなこ…少々

＊卵は卵黄と卵白に分ける。

[作り方]

1. 豆腐、豆乳、卵黄、甘味料小さじ2、ラム酒をミキサーにかけてなめらかにし、ボウルに移す。

2. 別のボウルに卵白と甘味料小さじ1を入れ、泡立て器でツノが立つまで泡立てる。**1**のボウルに加えて泡立て器で混ぜる。

3. 深めのバットなどに流し入れ、ラップをかけて冷凍庫で5〜6時間冷やし固める（途中で2〜3回、底から手早くかき混ぜて空気を含ませる）。器に盛り、黒みつときなこをかける。

タンパク質	5.9g	脂質	4.2g
炭水化物	4.3g	塩分	0.1g
コレステロール	105mg	食物繊維	0.3g

抹茶豆乳プリン

1人分 **41 kcal**

豆乳のやさしい風味が抹茶とよく合います

> 牛乳より低カロリーの豆乳で作ります。卵を使わなくても、とろりとやさしい舌ざわりのプリンに。

[材料（直径約6.5cm、高さ約4cmのココット型4個分）]

- 豆乳（成分無調整）…1/2カップ（100g）
- 抹茶…小さじ1（2g）
- 低カロリー甘味料（パルスイート・P59参照）…小さじ2（4g）
- 粉ゼラチン…小さじ1（3g）
- きなこ…大さじ1/2（3g）

[作り方]

1. 水大さじ1に粉ゼラチンをふり入れてふやかす。

2. 小鍋に豆乳、抹茶、甘味料を入れて混ぜ、弱火にかける。**1**を加えて混ぜ溶かす。

3. 器に**2**を茶こしでこしながら入れ、冷蔵庫で1時間ほど冷やし固める。きなこをかける。

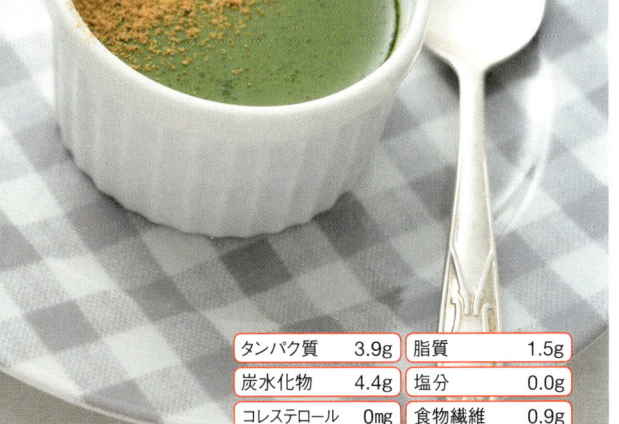

タンパク質	3.9g	脂質	1.5g
炭水化物	4.4g	塩分	0.0g
コレステロール	0mg	食物繊維	0.9g

おからを加えることで、糖質を抑えつつ、食物繊維を補給。少量でも食べごたえのあるおやつに。

1人分 **72 kcal**

甘さ控えめのほろ苦ココア味。
ちょっと小腹がすいたときにも

ココアクッキー

[材料(6～8枚分=2人分)]
おから…大さじ1（8g）
A　薄力粉…大さじ2（18g）
　　ココアパウダー…小さじ1（2g）
　　ベーキングパウダー…小さじ1/5（0.8g）
バター（食塩不使用）…小さじ2（8g）
低カロリー甘味料（パルスイート・P59参照）…小さじ1/2（1g）
＊バターは室温にもどす。

[作り方]

1 Aは合わせてふるう。

2 ボウルにバターを入れ、泡立て器で白っぽくなるまですり混ぜる。甘味料、おからを加えてゴムべらで混ぜ、1に加え、さっくり切るように混ぜる。

3 平らな台に取り出し、転がしながら3cm太さほどの棒状にし、端から5mm厚さに切る。200度のオーブンで10～15分焼く。

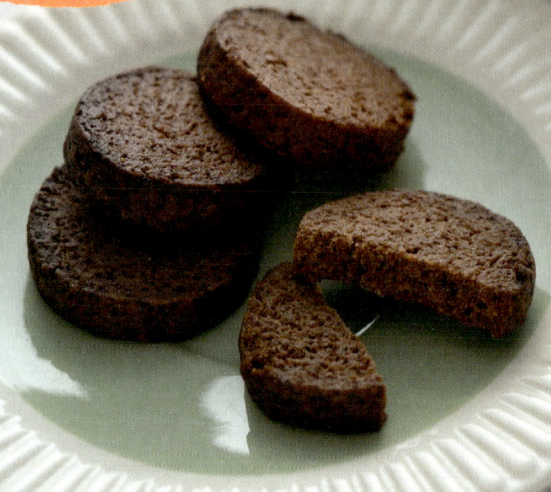

タンパク質	1.1g	脂質	3.8g
炭水化物	8.1g	塩分	0g
コレステロール	9mg	食物繊維	0.8g

1人分 **66 kcal**

ふんわり白玉を、ホッとする甘辛味でいただきます

みたらしだんご

[材料(2人分)]
白玉粉…大さじ3（26g）
豆腐（絹ごし）…1/12丁（25g）
A　低カロリー甘味料（パルスイート・P59参照）
　　…大さじ1（8g）
　　しょうゆ…小さじ1（6g）
片栗粉…小さじ2/3（2g）

豆腐を加えることで、そのぶん白玉粉＝糖質の量を減らしてエネルギーをカット。白玉がかたくなりにくいという効果も。

[作り方]

1 ボウルに白玉粉と豆腐を入れて手で混ぜ、水小さじ2/3を目安に加え、耳たぶほどのやわらかさに練る。

2 1を6等分して丸め、浮いてくるまでゆでて水にとり、器に盛る。

3 小鍋にAを入れて煮立て、同量の水で溶いた片栗粉でとろみをつけ、2にかける。

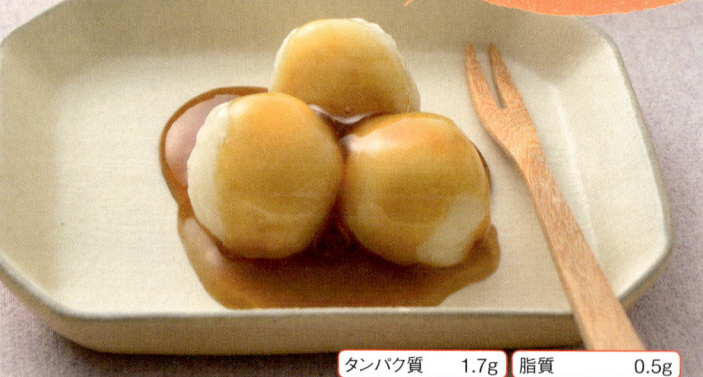

タンパク質	1.7g	脂質	0.5g
炭水化物	15.6g	塩分	0.4g
コレステロール	0mg	食物繊維	0.2g

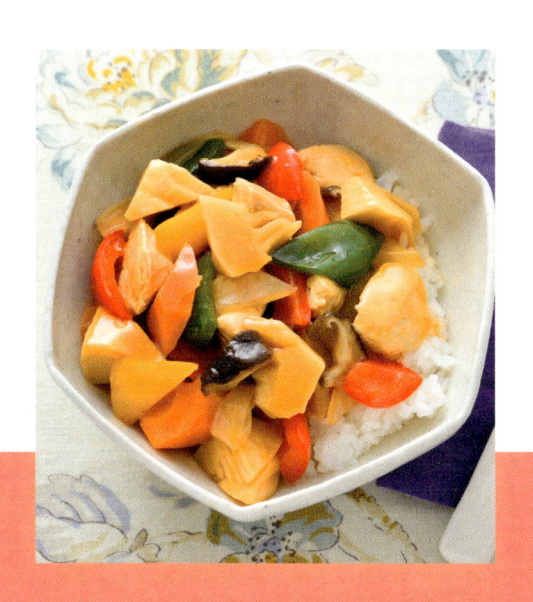

PART 3

食べ過ぎ、飲み過ぎをチャラにして
"うっかりリバウンド"を防ぐ！
1食置きかえメニュー11

ときどきは外食、つきあいで飲み会、避けられない接待…。
減量中なのにうっかりエネルギーオーバー…ということもありますよね。
でも過剰にとったエネルギーは、知らんぷりしていると
ちゃんと脂肪になって、あなたのおなかまわりに居座ります。
そんなときは、食べ過ぎ、飲み過ぎの反省を忘れないうちに、
1食なんと約300kcalの超低カロリーメニューに置きかえてみましょう。
低カロリーでももちろん、食べごたえはバッチリ。
どんぶりものやパスタ、めんなど、ひと皿で済むから調理もラクチン。
エネルギーオーバーしても、そのつどきちんと修正することを習慣づけておけば、
確実にやせられます！

＊材料の分量は可能な限り概量で示してあります。
概量のあとの（　）内は、皮や葉、芯、根など廃棄部分の
重量を除いた可食部分のg数です。

1人分 360kcal

きのこのうまみを生かした和風カレーをどどんとのせて

きのこたっぷりカレー丼

ルウを使わず、肉のかわりに豆腐を使うことでエネルギーダウン。
きのこやたけのこなど、かさの減らない、
かみごたえのある野菜をたっぷり入れて、おなかも満足!

[材料(2人分)]

- しめじ…1パック(80g)
- エリンギ…1本(40g)
- 玉ねぎ…1/2個(100g)
- ゆでたけのこ…60g
- 豆腐(絹ごし)…1丁(300g)
- 塩、粗びき黒こしょう…各少々
- カレー粉…大さじ1と1/3(8g)

A
- 水…1カップ(200g)
- 固形スープの素…1個(4g)
- ウスターソース、しょうゆ…各小さじ1(各6g)

- 片栗粉…小さじ1(3g)
- サラダ油…小さじ2(8g)
- 青ねぎ…少々
- ごはん…どんぶり1杯分(200g)

[作り方]

1 豆腐は水きりをし、厚みを半分にしてから8等分に切り、塩、黒こしょうをふる。しめじはほぐす。エリンギは長さを半分に切って4～6つ割り、玉ねぎは縦1cm幅に切る。たけのこは乱切り、青ねぎは斜め薄切りにし、水にさらす。

2 鍋にAを煮立て、豆腐、青ねぎ以外の**1**を加えて煮、しんなりしたらカレー粉を加える。

3 フライパンにサラダ油を熱し、豆腐を並べ入れ、両面に焼き目をつける。**2**に加えてひと煮し、同量の水で溶いた片栗粉でとろみをつける。器に盛ったごはんにかけ、青ねぎをのせる。

[調理memo] 豆腐の水きりは、キッチンペーパーに包んで重しをし、30分ほどおく。

タンパク質	13.7g	脂質	9.8g	炭水化物	55.1g
塩分	1.4g	コレステロール	1mg	食物繊維	6.1g

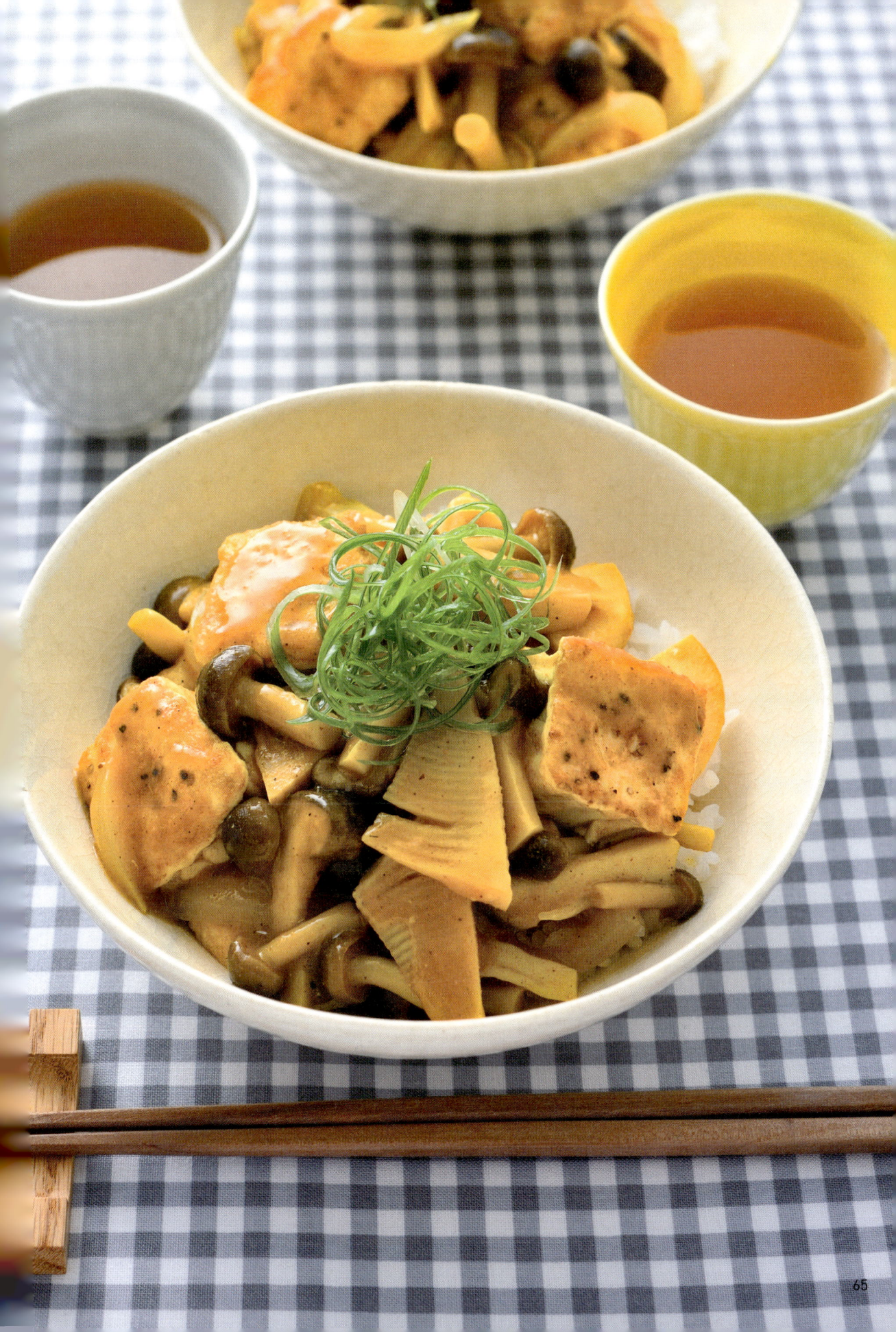

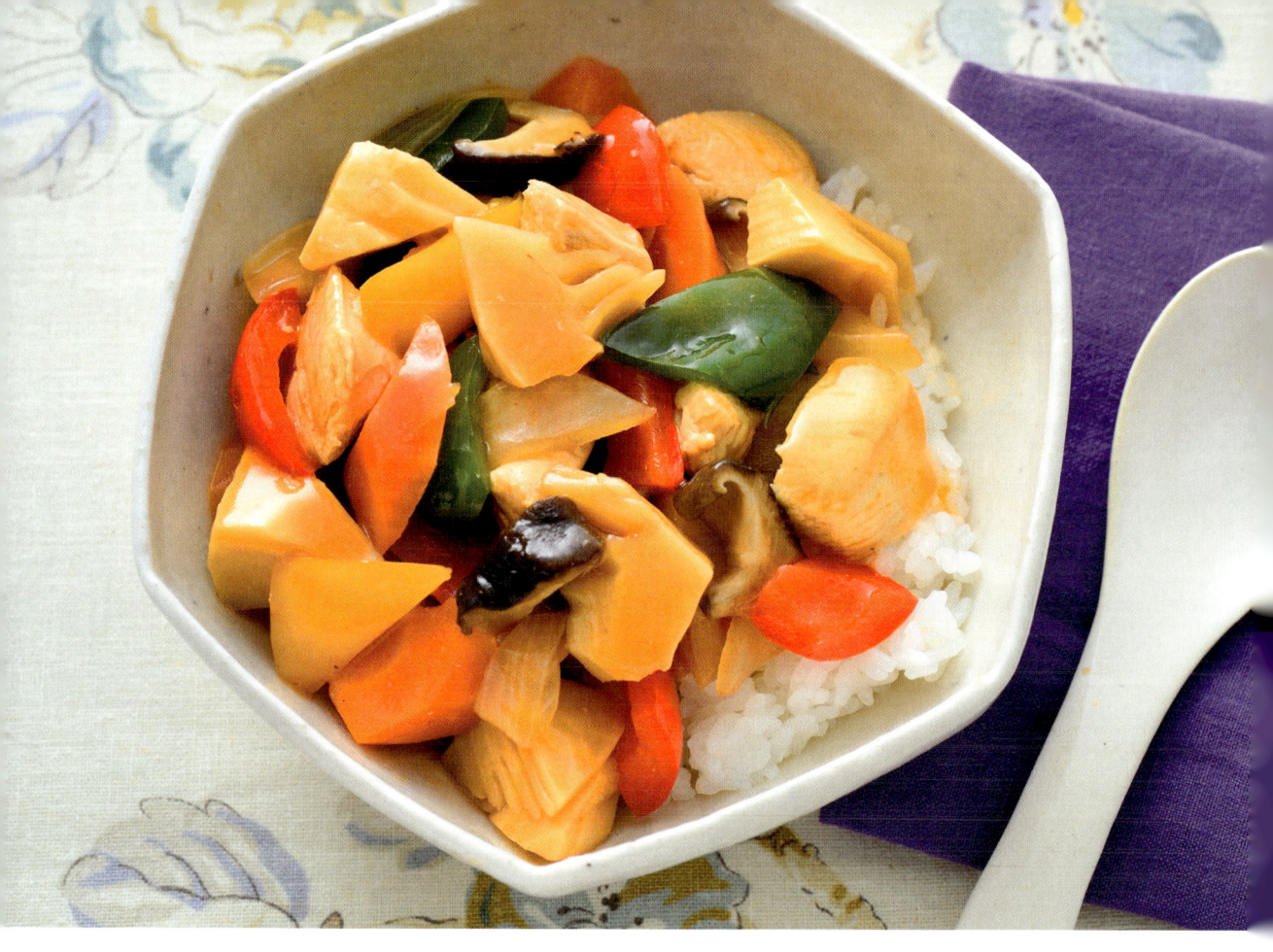

1人分 350 kcal

ぱさつきがちな鶏胸肉は、とろみをつけてしっとりと

酢鶏丼

鶏肉は皮なしのものを使うことで、エネルギーが半減。
歯ごたえのある野菜を使ってかむ回数を増やすと、満腹感もアップします。

[材料(2人分)]
鶏胸肉(皮なし)…160g
パプリカ…小1個(120g)
玉ねぎ…1/2個(100g)
しいたけ…1枚(10g)
にんじん…1/6本(30g)
ゆでたけのこ…60g
A ┌ 砂糖…大さじ1(9g)
　├ 酢…小さじ2(10g)
　├ トマトケチャップ…大さじ1/2(8g)
　├ しょうゆ…小さじ1/2(3g)
　└ 鶏ガラスープの素…小さじ1/4(0.6g)
片栗粉…小さじ1(3g)
ごま油…小さじ1(4g)
ごはん…どんぶり1杯分(200g)

[作り方]

1 鶏肉はひと口大に切る。野菜は乱切りにし、にんじんは下ゆでする。

2 フライパンにごま油を熱し、鶏肉を炒める。火が通ったら野菜を加えて炒め合わせる。

3 Aで調味し、同量の水で溶いた片栗粉でとろみをつける。器に盛ったごはんにかける。

調理memo パプリカは好みの色でOK。赤、黄、緑など取り混ぜて使うと見た目も華やかに。

| タンパク質 | 22.7g | 脂質 | 3.7g | 炭水化物 | 55.2g |
| 塩分 | 0.5g | コレステロール | 57mg | 食物繊維 | 3.6g |

1人分 395 kcal

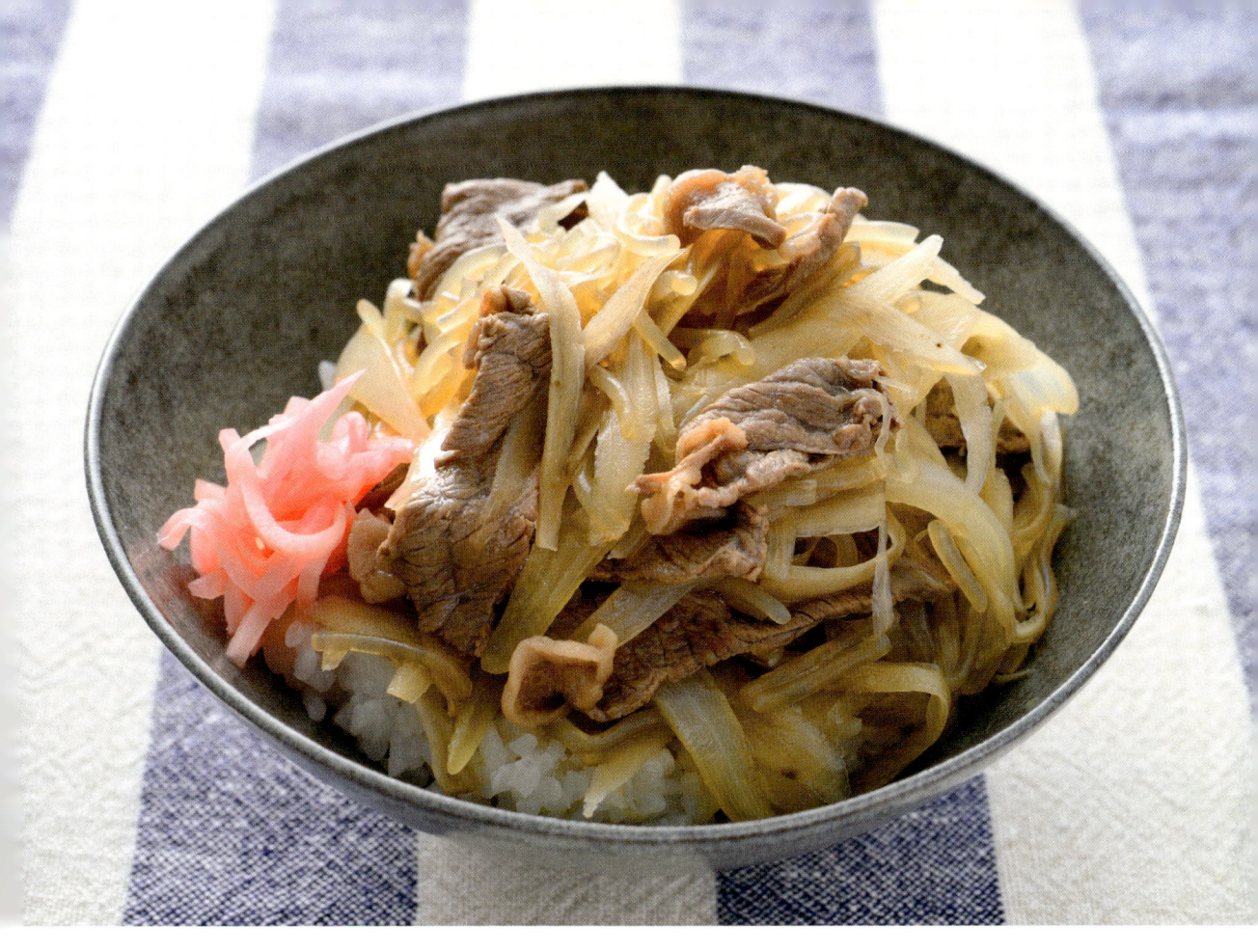

牛肉のうまみがしみたごぼうやしらたきも絶品

ごぼう入り牛丼

しらたきを加えて、エネルギーは抑えつつ、ボリュームアップ。
牛肉は脂肪の少ないもも肉を使って。かみごたえのあるごぼうで満足感も抜群です。

[材料(2人分)]

牛もも薄切り肉…60g
ごぼう…約1/3本(60g)
しらたき…約1/2袋(100g)
玉ねぎ…1/2個(100g)
だし汁…1カップ(200g)
A｜しょうゆ、みりん…各大さじ1(18g)
　｜酒…大さじ1(15g)
紅しょうが…10g
ごはん…茶碗2杯分(300g)

[作り方]

1 牛肉はひと口大、玉ねぎは縦1cm幅に切る。ごぼうはささがきにして水にさらす。しらたきは下ゆでし、食べやすく切る。

2 鍋にだし汁を煮立て、1を入れてひと煮し、Aを加えて弱火で10〜15分煮る。

3 器にごはんを盛り、2をのせ、紅しょうがを添える。

タンパク質	11.5g	脂質	4.9g	炭水化物	71.5g
塩分	1.7g	コレステロール	22mg	食物繊維	4.6g

1人分 328 kcal

さっと炒めてごはんにのせるだけのスピードメニュー

ピリ辛きんぴら丼

[材料(2人分)]

- ごぼう…1/2本(80g)
- にんじん…1/3本(60g)
- 鶏ささみ…大2本(160g)
- つきこんにゃく…60g
- 絹さや…2枚(5g)
- 赤唐辛子(小口切り)…少々
- A しょうゆ…大さじ1(18g)
  みりん…小さじ2(12g)
  酒…小さじ2(10g)
- ごま油…小さじ1/2(2g)
- 白いりごま…少々
- 長ねぎ(白髪ねぎ)…5cm(10g)
- ごはん…どんぶり1杯分(200g)

[作り方]

1. ごぼう、にんじんは太めのせん切りにする。ささみは細切りに、こんにゃくは食べやすく切って下ゆでする。絹さやはゆでて斜め細切りにする。

2. フライパンにごま油を熱し、赤唐辛子、ささみ、こんにゃくを炒める。ごぼう、にんじんを加えてさらに炒め、Aで調味する。絹さやを加えて混ぜる。

3. 器に盛ったごはんに2を盛り、ごまをふり、白髪ねぎをのせる。

調理memo 白髪ねぎは、長ねぎの中心に縦に切り込みを入れて開き、芯を除き、細いせん切りにして水にさらす。

| タンパク質 | 22.7g | 脂質 | 2.1g | 炭水化物 | 50.9g |
| 塩分 | 1.4g | コレステロール | 54mg | 食物繊維 | 4.3g |

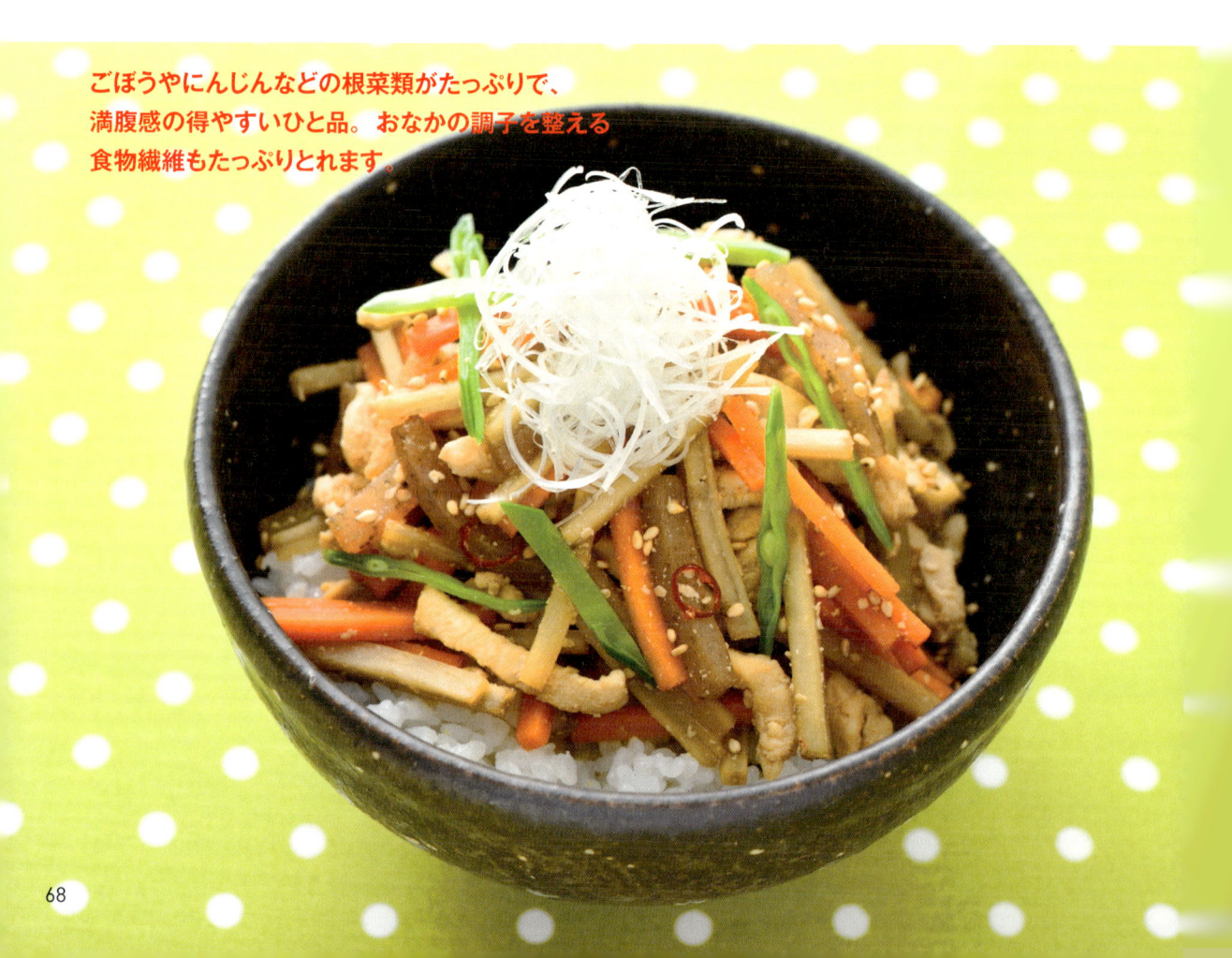

ごぼうやにんじんなどの根菜類がたっぷりで、満腹感の得やすいひと品。おなかの調子を整える食物繊維もたっぷりとれます。

1人分 382 kcal

ごはんのひと粒ひと粒に魚介のうまみがいきわたる

シーフードの炊き込みピラフ

[材料(2人分)]
- ミックスベジタブル(冷凍)…100g
- シーフードミックス(冷凍)…160g
- 米…1合(150g)
- 塩、こしょう…各少々
- 固形スープの素…1個(4g)
- オリーブオイル…小さじ1/2(2g)

[作り方]

1 ミックスベジタブル、シーフードミックスはさっと湯通しする。

2 フライパンにオリーブオイルを熱して**1**を炒め、塩、こしょうをふる。火からおろしてあら熱をとる。

3 炊飯器に洗った米を入れ、**2**をのせる。180mℓ(180g)の水にスープの素を溶かして加え、炊く。

調理memo 冷凍のシーフードミックスやミックスベジタブルも、炊く前に一度オリーブオイルで炒めることで、風味がアップ。

炊飯器で仕上げるラクチンピラフ。
比較的低カロリーのシーフードミックスは
冷凍なら常備しやすく、メタボ解消の強い味方に。

タンパク質	18.4g	脂質	2.9g
炭水化物	66.9g	塩分	1.2g
コレステロール	156mg	食物繊維	0.8g

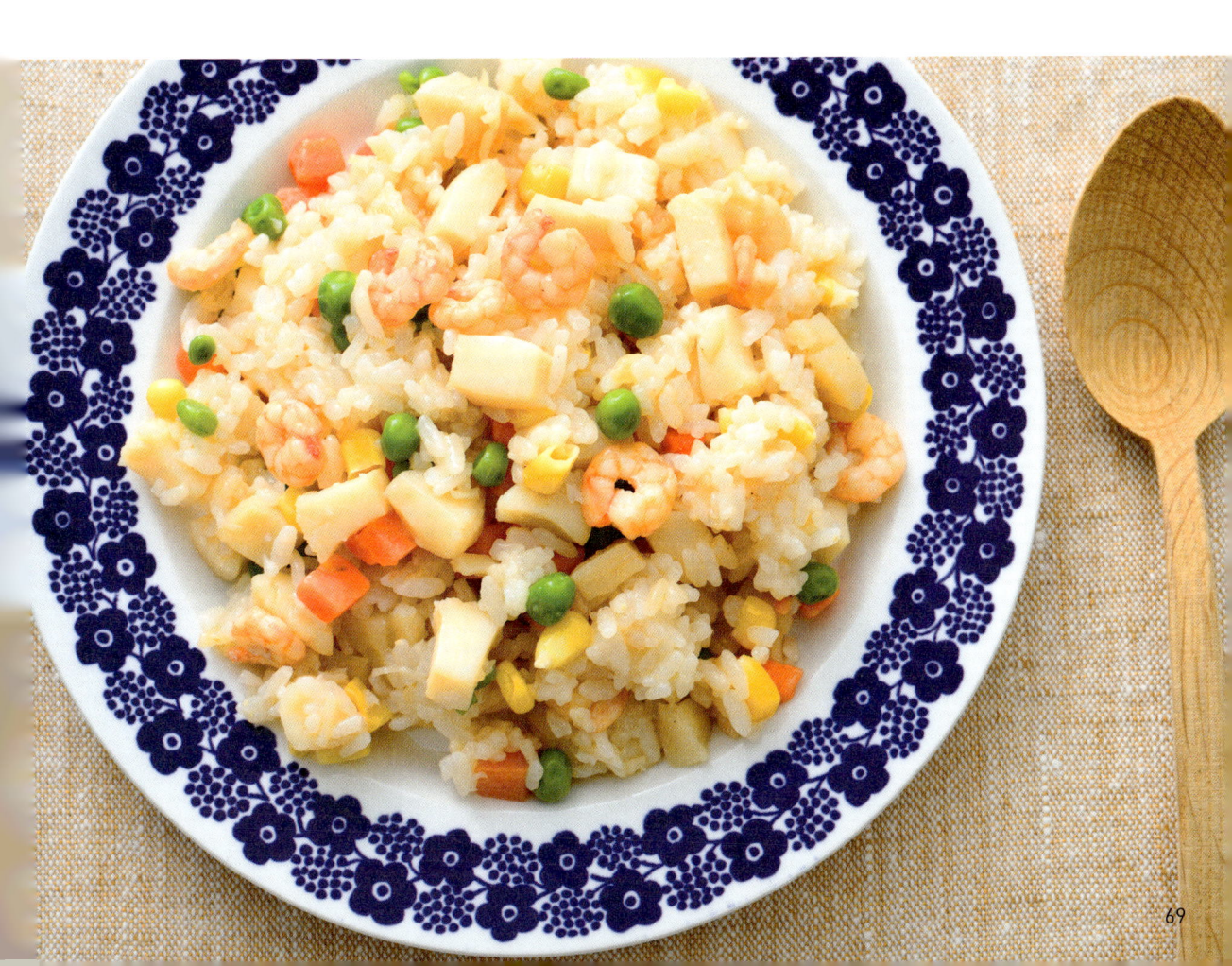

1人分 369kcal

強い抗酸化作用を持つリコピンもたっぷりとれる

トマトミートスパゲッティ

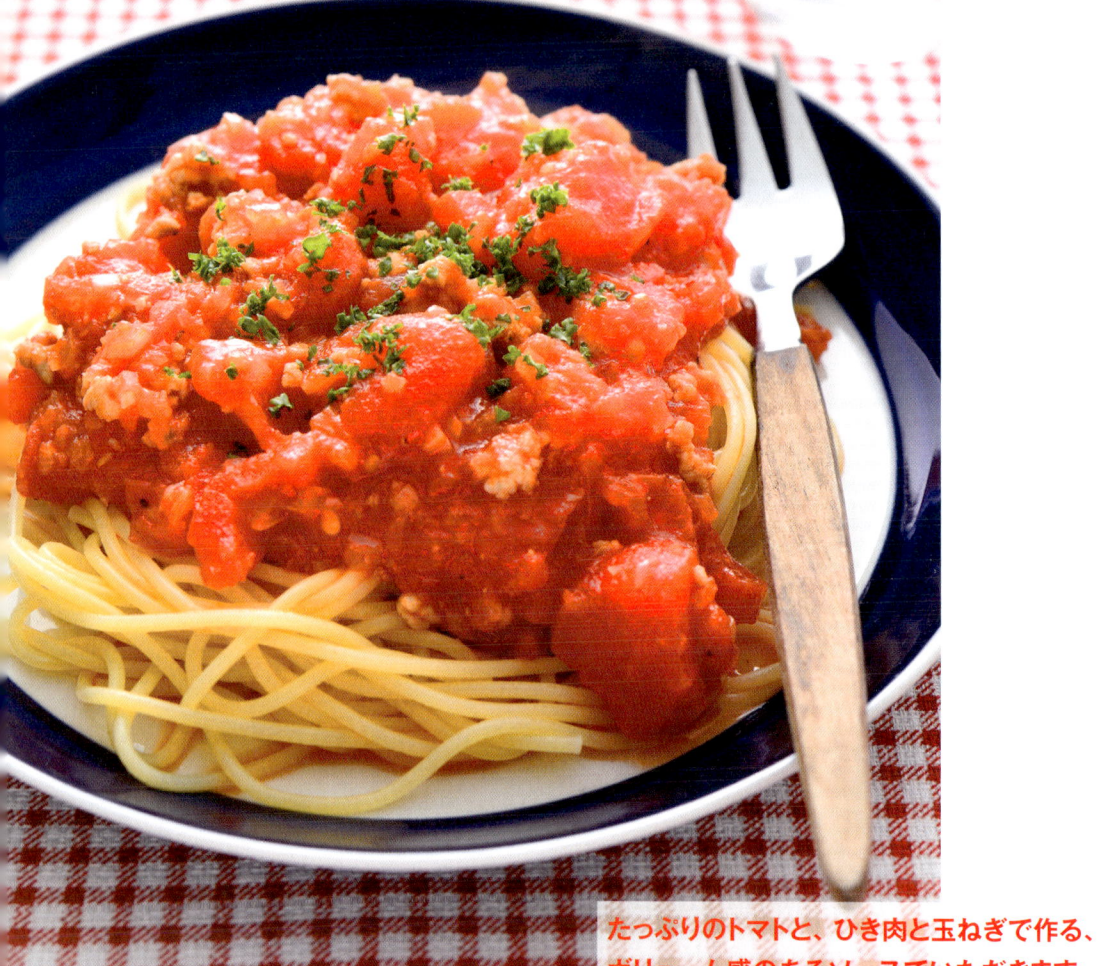

たっぷりのトマトと、ひき肉と玉ねぎで作る、ボリューム感のあるソースでいただきます。外食のおよそ半分のエネルギーでおなかいっぱいに！

[材料(2人分)]

- 豚ひき肉…50g
- 玉ねぎ…1/2個(100g)
- にんにく…1片(5g)
- カットトマト缶…1缶(400g)
- スパゲッティ…120g
- A
  - 砂糖…小さじ1(3g)
  - 塩…小さじ1/2(3g)
- オリーブオイル…小さじ1/2(2g)
- パセリ(みじん切り)…少々

[作り方]

1 玉ねぎ、にんにくはみじん切りにする。

2 フライパンにオリーブオイルを熱し、ひき肉を炒める。**1**、トマト缶を加えて5分ほど煮、**A**で調味する。

3 スパゲッティは塩少々（分量外）を加えた湯で表示時間通りにゆでてざるに上げ、オリーブオイル小さじ1/2(2g・分量外)をまぶす。器に盛り、**2**をかけ、パセリをふる。

タンパク質	15.7g	脂質	7.3g	炭水化物	58.8g
塩分	2.9g	コレステロール	18mg	食物繊維	5.1g

調理memo 豚ひき肉は低カロリーのももひき肉を使用する。

1人分 368 kcal

生クリームなしでもこっくり&クリーミー

スパゲッティカルボナーラ

エネルギー過多になりがちな生クリームは使わず、卵黄をプラスしてこっくりと。少なめパスタでも、きのこと玉ねぎでボリュームアップ。エネルギーは外食の約半分!

タンパク質	18.6g	脂質	12.6g	炭水化物	45.2g
塩分	2.1g	コレステロール	241mg	食物繊維	4.6g

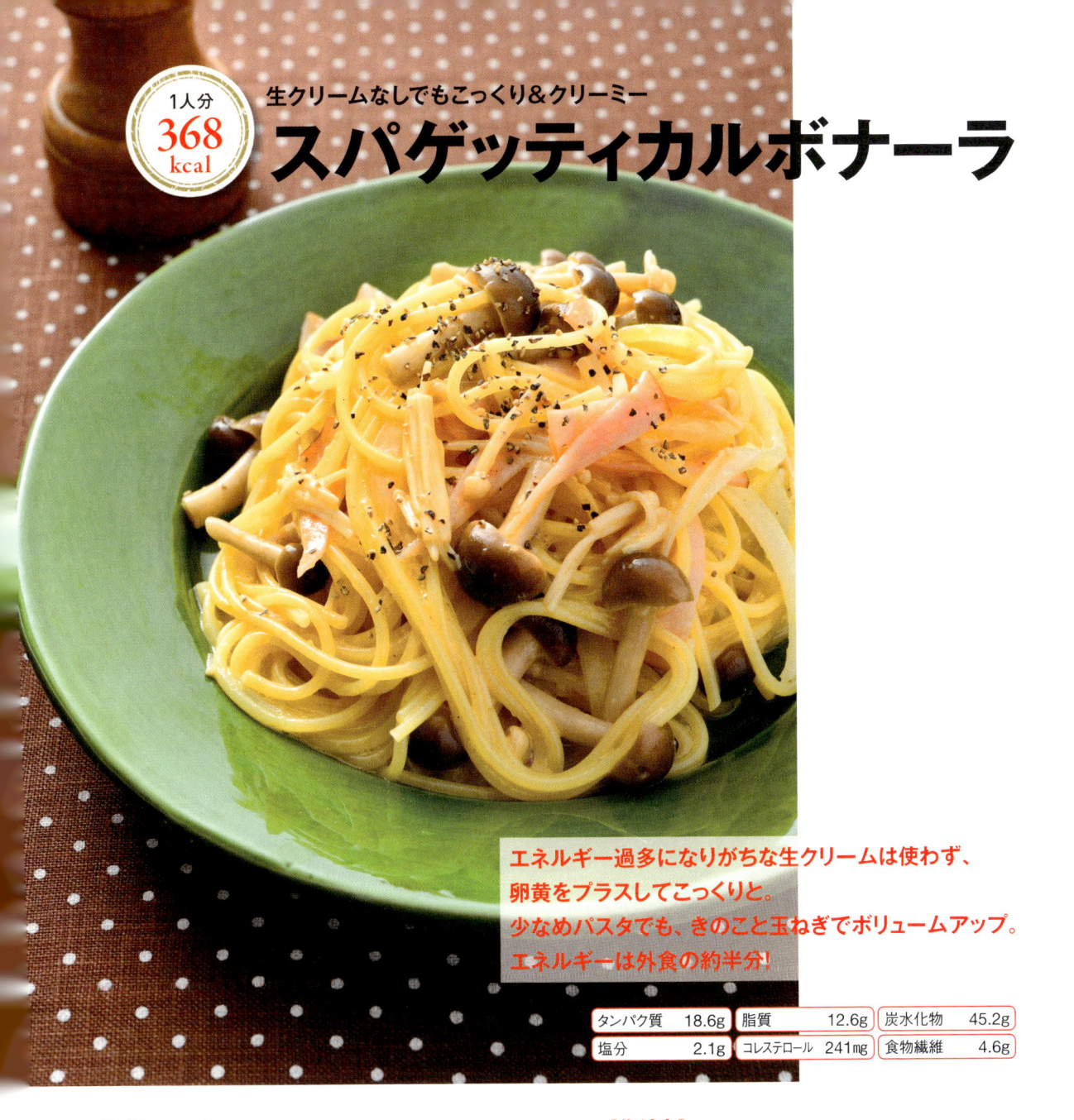

[材料(2人分)]

- ハム…2枚(40g)
- 玉ねぎ…1/2個(100g)
- えのきたけ…3/4袋(60g)
- しめじ…3/4パック(60g)
- スパゲッティ…100g
- **A**
  - 卵…1個(50g)
  - 卵黄…1個(約20g)
  - 牛乳…大さじ1と1/3(20g)
  - 粉チーズ…大さじ1と1/2(9g)
  - 塩…小さじ1/2(3g)
- オリーブオイル…小さじ1/2(2g)
- 粗びき黒こしょう…少々

[作り方]

1 ハムは半分に切って1cm幅、玉ねぎは薄切りにする。えのきは半分に切り、しめじはほぐす。大きめのボウルに**A**を合わせておく。

2 スパゲッティは塩少々(分量外)を加えた湯で表示時間通りにゆでる。

3 フライパンにオリーブオイルを熱し、ハムと玉ねぎ、きのこを2〜3分炒める。ゆで上がった**2**を加えてひと混ぜし、**A**のボウルに加えてあえる。器に盛り、黒こしょうをふる。

調理memo 卵が固まらないように、卵液のほうに炒めた具とスパゲッティを加え、手早く混ぜる。

[材料(2人分)]

- 小松菜…1/2束(100g)
- ツナ缶(水煮)…小2缶(160g)
- むきえび…40g
- 玉ねぎ…1/2個(100g)
- にんじん…1/6本(30g)
- にんにく(つぶす)…1片(5g)
- 赤唐辛子(好みで)…少々
- スパゲッティ…100g
- 塩…ひとつまみ(1g)
- こしょう…少々
- 固形スープの素…1/2個(2g)
- しょうゆ…小さじ1/2(3g)
- オリーブオイル…小さじ1(4g)

[作り方]

1 小松菜は3〜4cm長さに切ってゆでる。玉ねぎは縦7〜8mm幅に、にんじんは短冊切りにする。むきえびは背わたをとり、厚みを半分にする。スパゲッティは塩少々(分量外)を加えた湯で表示時間通りより少し短めにゆでる。

2 フライパンにオリーブオイルを熱してにんにくを炒め、香りが出たらえびを加えて炒める。色が変わったら、**1**の野菜と赤唐辛子を加えてさらに炒め、塩、こしょうをふる。

3 ツナを缶汁ごと、スパゲッティのゆで汁70ml、スープの素を加えてひと煮し、しょうゆで味を調え、ゆで上がったスパゲッティを加えてあえる。

調理memo ツナは風味の移った缶汁も残さず使い、うまみたっぷりに仕上げる。

タンパク質	26.7g	脂質	5.6g	炭水化物	53.1g
塩分	2.5g	コレステロール	73mg	食物繊維	3.7g

1人分 374kcal

たっぷり野菜と魚介のうまみ満載の和風仕立て

小松菜とツナのスパゲッティ

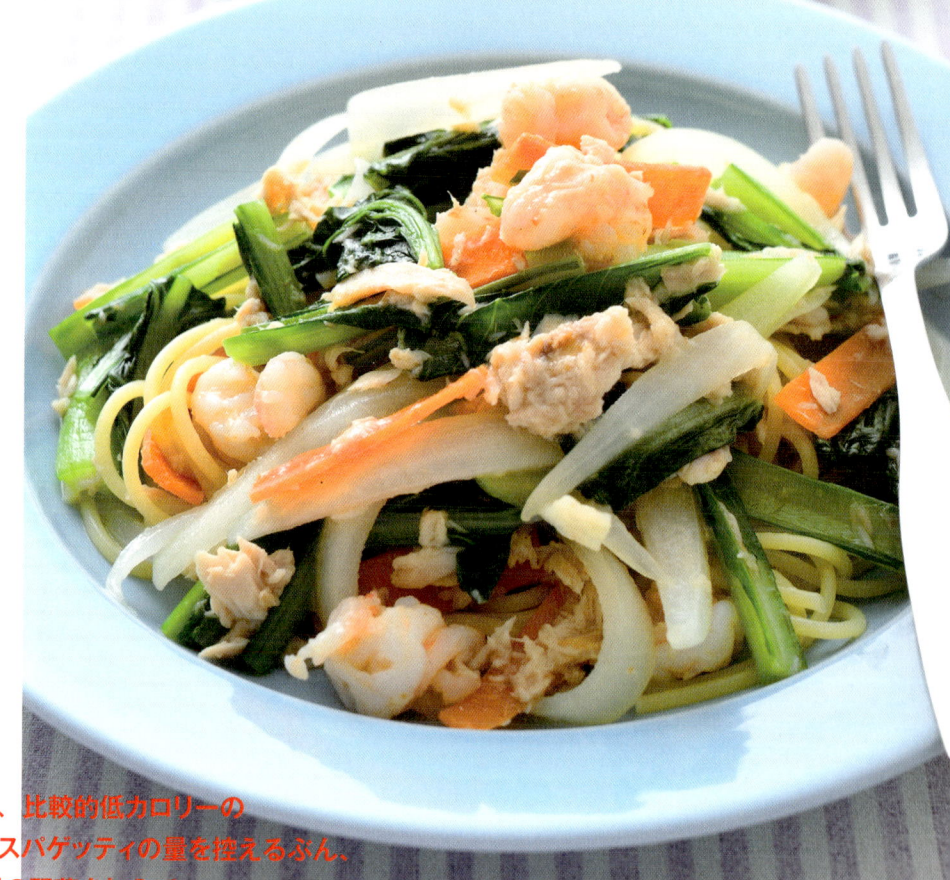

常備しやすいツナは、比較的低カロリーの水煮缶を使います。スパゲッティの量を控えるぶん、大きく切ったたっぷりの野菜を加えて。

1人分 362 kcal

濃厚なあさりのだしと野菜のうまみが決め手

海鮮あんかけ焼きそば

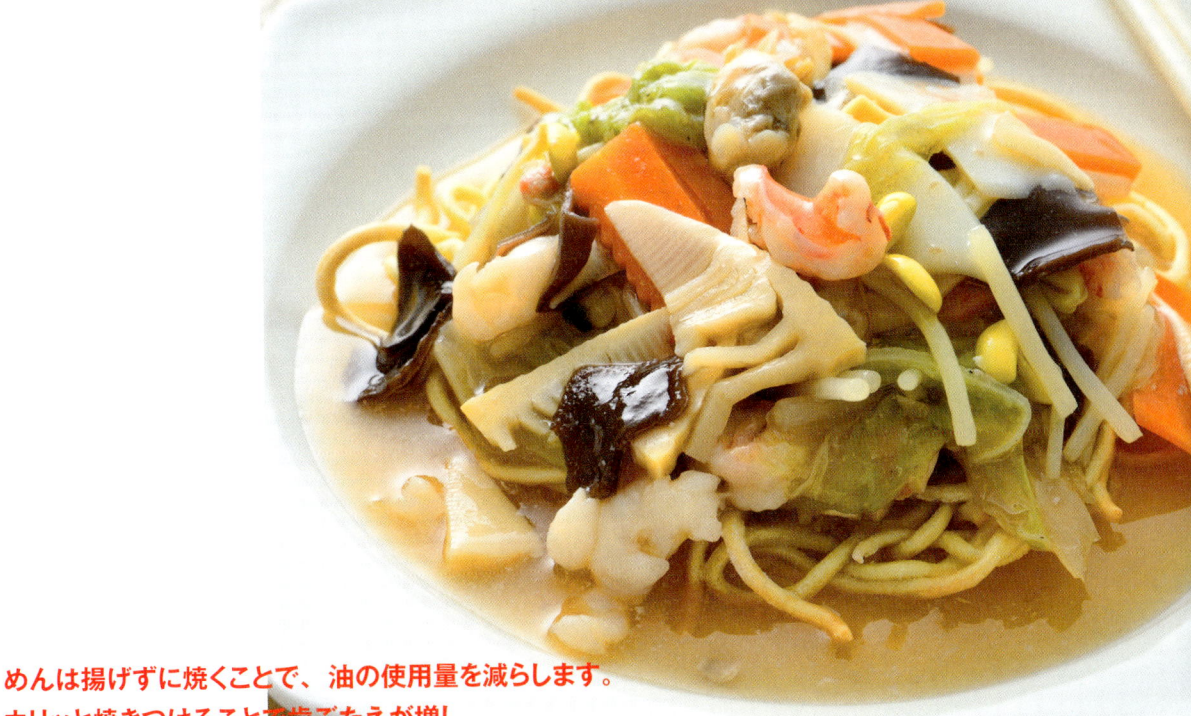

めんは揚げずに焼くことで、油の使用量を減らします。
カリッと焼きつけることで歯ごたえが増し、
具だくさんのあんと合わせて大満足のひと皿に。

タンパク質 19.2g	脂質 6.4g	炭水化物 50.6g
塩分 2.1g	コレステロール 136mg	食物繊維 3.9g

[材料(2人分)]

- むきえび…80g
- あさり(殻つき)…1/2カップ弱(正味30g)
- いかの胴…40g
- ゆでたけのこ…30g
- にんじん…約1/5本(40g)
- 白菜…大1枚(100g)
- きくらげ(乾燥)…2g
- 豆もやし…1/5袋(40g)
- 中華めん(生)…120g
- 酒…大さじ2(30g)
- 鶏ガラスープの素…小さじ1/2(1.3g)
- **A**
  - オイスターソース…小さじ1/3(2g)
  - みりん…大さじ1/2(9g)
  - 薄口しょうゆ…小さじ1(6g)
- 片栗粉…小さじ1(3g)
- **B**
  - ごま油…小さじ2と1/2(10g)
  - 片栗粉…大さじ2(18g)

[作り方]

1 むきえびは背わたをとり、厚みを半分に、あさりは砂抜きをする。いかはそぎ切り、たけのこは薄切り、にんじんは短冊切り、白菜はひと口大のそぎ切りにする。きくらげは水につけてもどし、ひと口大にちぎる。

2 鍋にあさりと酒を入れて火にかけ、ふたをしてあさりの口が開いたら火からおろす。蒸し汁をこし、水を足して2カップにする。身を殻からはずす。

3 鍋に2のスープと鶏ガラスープの素を入れて煮立て、1の野菜とえび、いかを加え、ふたをして煮る。あさり、もやしを加え、もやしがしんなりしたらAで調味し、同量の水で溶いた片栗粉でとろみをつける。

4 中華めんは45秒ほどゆでて水けをきり、Bを順にまぶし、熱したフライパンでカリッと焼きつける。器に盛り、3をかける。

調理memo あさりの砂抜きは、3%濃度の塩水につけ、冷暗所で2時間以上おく。

1人分 284 kcal

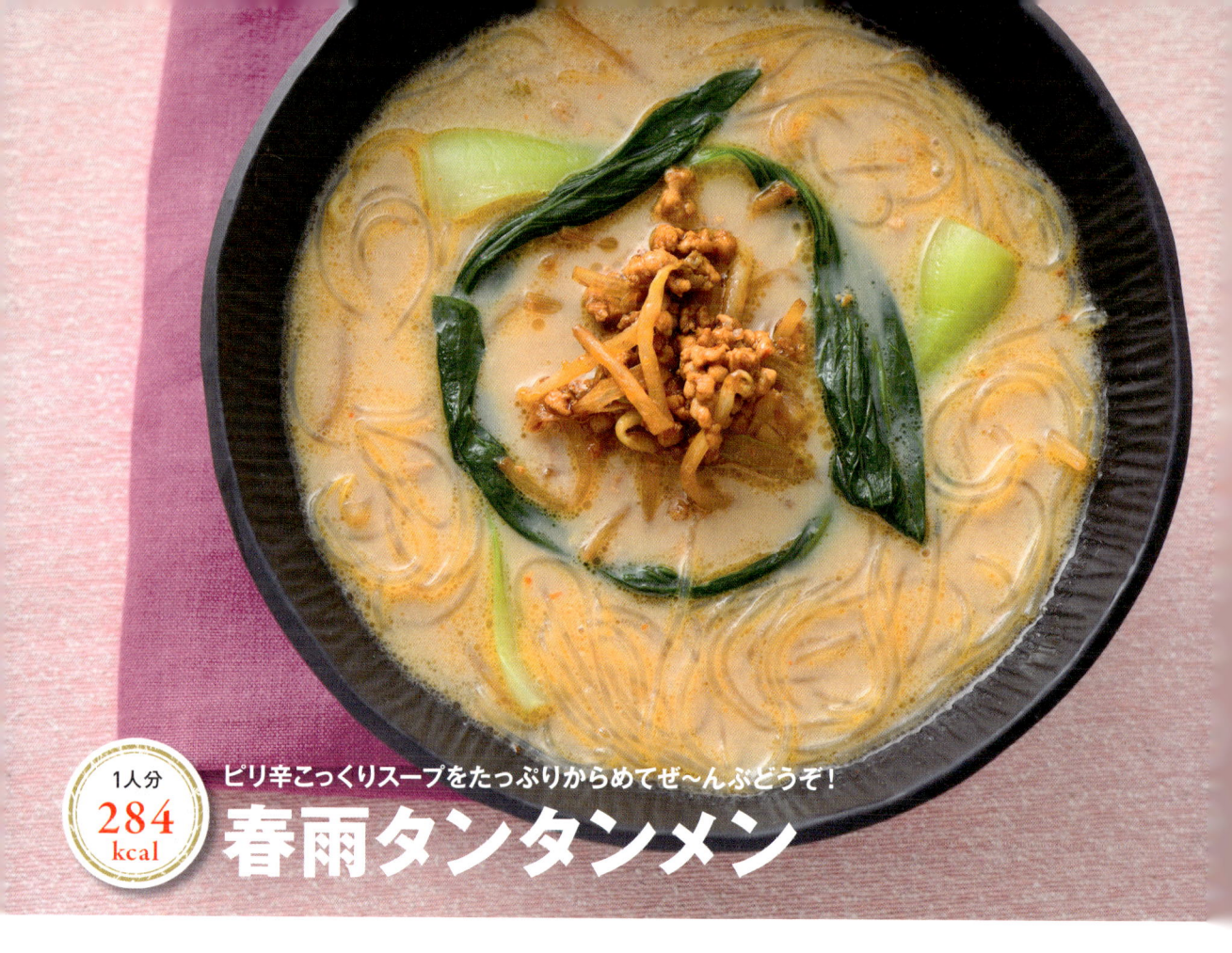

ピリ辛こっくりスープをたっぷりからめてぜ～んぶどうぞ！

春雨タンタンメン

めんを春雨にかえてエネルギーダウン＆もやしを加えてボリュームアップ。
コクのある豆乳を使うから、控えめの味つけでもちゃんとおいしい。

[材料(2人分)]

もやし…1/5袋(40g)
チンゲン菜…6枚(50g)
長ねぎ…5cm(10g)
しょうが(みじん切り)…1かけ(4g)
にんにく(みじん切り)…1片(5g)
豚ひき肉…80g
春雨(乾燥)…40g

A ┃ テンメンジャン…小さじ2(14g)
　┃ 豆板醤…小さじ1(7g)
　┃ 水…330mℓ(330g)
　┃ 豆乳…120mℓ(130g)
B ┃ しょうゆ…大さじ1(18g)
　┃ 鶏ガラスープの素…小さじ1(2.5g)
　┃ 砂糖…小さじ1(3g)
C ┃ チーマージャン(または白練りごま)
　┃ 　…大さじ1(20g)
　┃ 酢…小さじ2(10g)
サラダ油…小さじ1/2(2g)
ラー油…小さじ1/2(2g)

[作り方]

1 もやし、チンゲン菜はさっとゆでる。長ねぎは太めのせん切りにする。春雨はやわらかくゆで、食べやすい長さに切る。

2 鍋にサラダ油を熱し、にんにくとしょうがを炒める。香りが出たらひき肉を加え、ぽろぽろになったら長ねぎ、もやしを加えてさらに炒め、**A**で調味する。

3 別の鍋に**B**を煮立て、**2**の半量を加える。合わせた**C**を等分に入れた器に注ぎ、春雨を入れ、残りの**2**、チンゲン菜をのせる。ラー油をかける。

調理memo
・春雨は煮くずれしにくい緑豆春雨がおすすめ。
・豚ひき肉は低カロリーのももひき肉を使用する。
・チーマージャンを手作りするなら、小鍋にサラダ油大さじ1(12g)、ごま油小さじ1/2(2g)を入れて人肌程度に温め、白すりごま大さじ2(18g)を数回に分けて加えてよく混ぜる。

タンパク質	14.7g	脂質	12.8g	炭水化物	28.3g
塩分	3.1g	コレステロール	26mg	食物繊維	1.5g

1人分 297 kcal

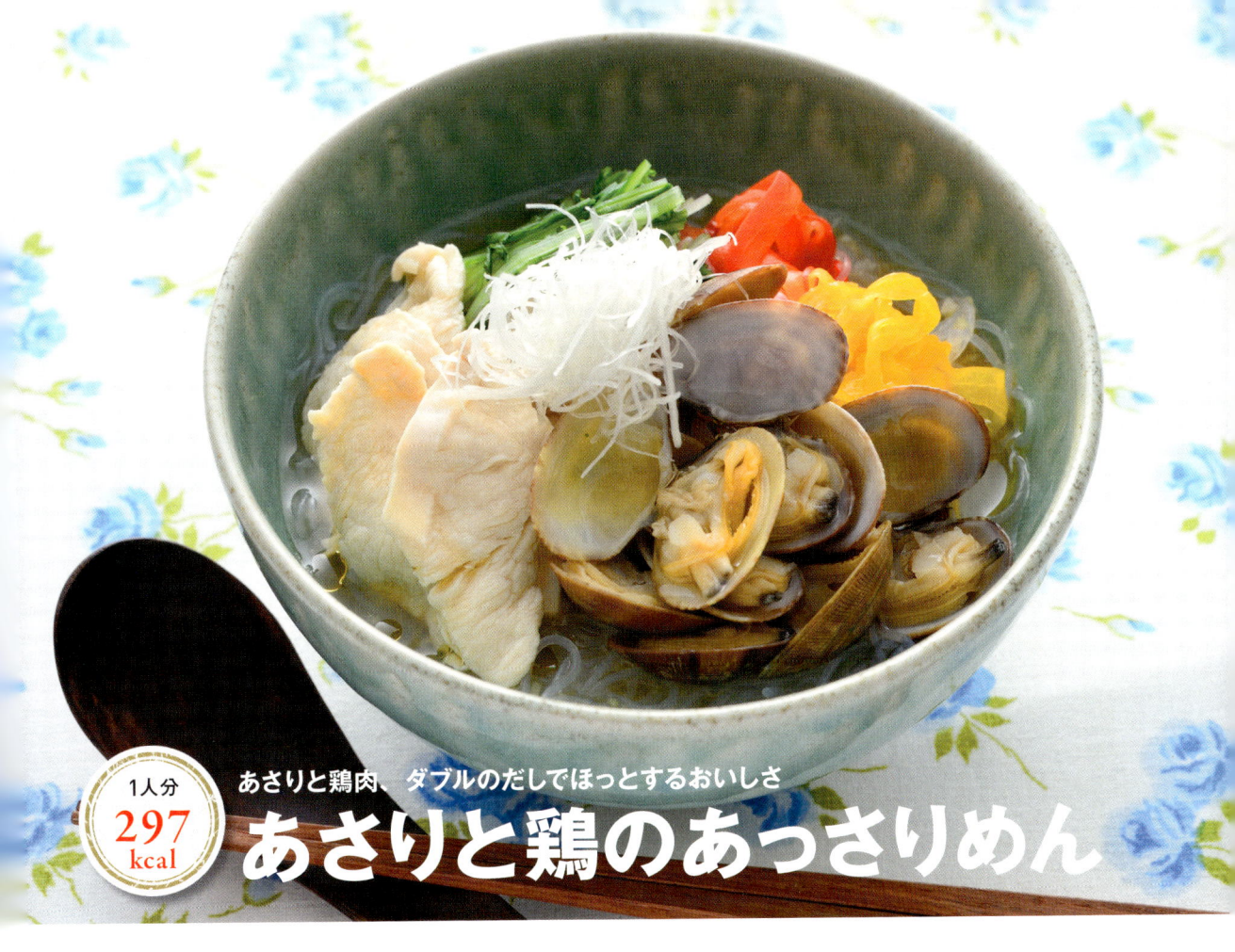

あさりと鶏肉、ダブルのだしでほっとするおいしさ

あさりと鶏のあっさりめん

あさりは殻つきのまま盛りつけます。見た目のボリューム感が出るだけでなく、身をはずす手間が、食べ過ぎの原因となる早食いを防ぎます。

[材料(2人分)]

- あさり(殻つき)…2カップ(正味160g)
- 鶏胸肉(皮なし)…100g
- 水菜…2株(60g)
- パプリカ(赤・黄)…各約1/4個(合わせて80g)
- 春雨(乾燥)…100g
- 酒…大さじ2(30g)
- A
  - にんにく(みじん切り)…1/5片(1g)
  - しょうが(みじん切り)…1/4かけ(1g)
  - しょうゆ…小さじ1(6g)
  - 塩…小さじ2/3(4g)
  - ごま油…小さじ1/2(2g)
  - 鶏ガラスープの素…小さじ1/2(1.3g)
  - こしょう…少々
- 長ねぎ(白髪ねぎ)…5cm(10g)

[作り方]

1 あさりは砂抜きをする。鶏肉はひと口大のそぎ切り、水菜は5cm長さに切ってゆでる。パプリカは縦に薄切りにする。春雨はやわらかくゆで、食べやすい長さに切って器に盛る。

2 鍋にあさりと酒を入れて火にかけ、ふたをしてあさりの口が開いたら火からおろす。蒸し汁をこし、水を足して2と1/2カップにする。

3 鍋に2のスープを煮立てて鶏肉を加え、火が通ったら取り出す。アクをとり、パプリカを加えてひと煮して取り出す。スープをAで調味し、1の器に注ぎ、鶏肉、パプリカ、あさり、水菜をのせ、白髪ねぎ(P68参照)を添える。

調理memo
- あさりの砂抜きは、3%濃度の塩水につけ、冷暗所で2時間以上おく。
- 春雨は煮くずれしにくい緑豆春雨がおすすめ。
- 白髪ねぎは、長ねぎの中心に縦に切り込みを入れて開き、芯を除き、細いせん切りにして水にさらす。
- 好みでごま油のかわりにラー油でも。

タンパク質	17.6g	脂質	2.1g	炭水化物	48.3g
塩分	4.7g	コレステロール	67mg	食物繊維	2.3g

ヘルシーなサラダのつもりでも
ドレッシングのエネルギーが
意外な落とし穴に！

たっぷりサラダには手作りの食べるドレッシングを！

新鮮なサラダは減量中にはおすすめのひと皿。
1食をサラダに置きかえる人も多いようです。
でも、市販のオイルたっぷりドレッシングでは
意外なエネルギーオーバーを招くことも。
そこで、エネルギーは控えながら、
野菜をよりおいしくする
「食べるドレッシング」を紹介します。

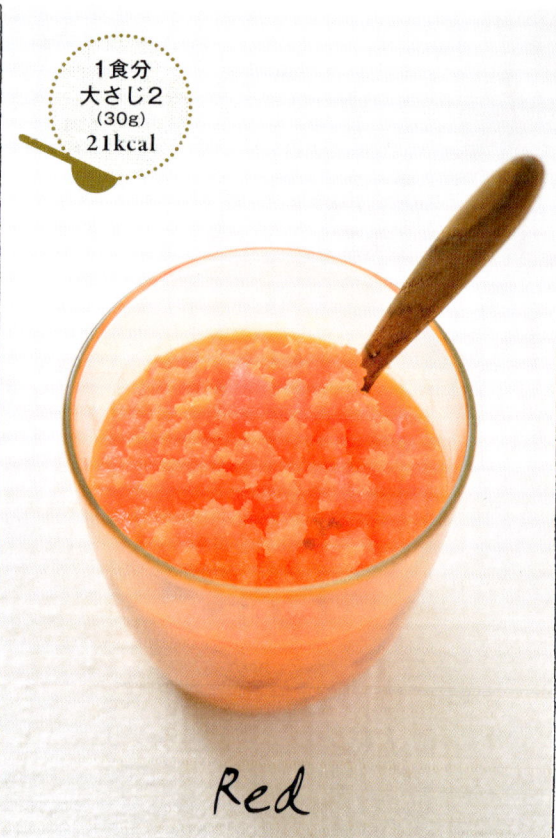

1食分
大さじ2
(30g)
21kcal

Red

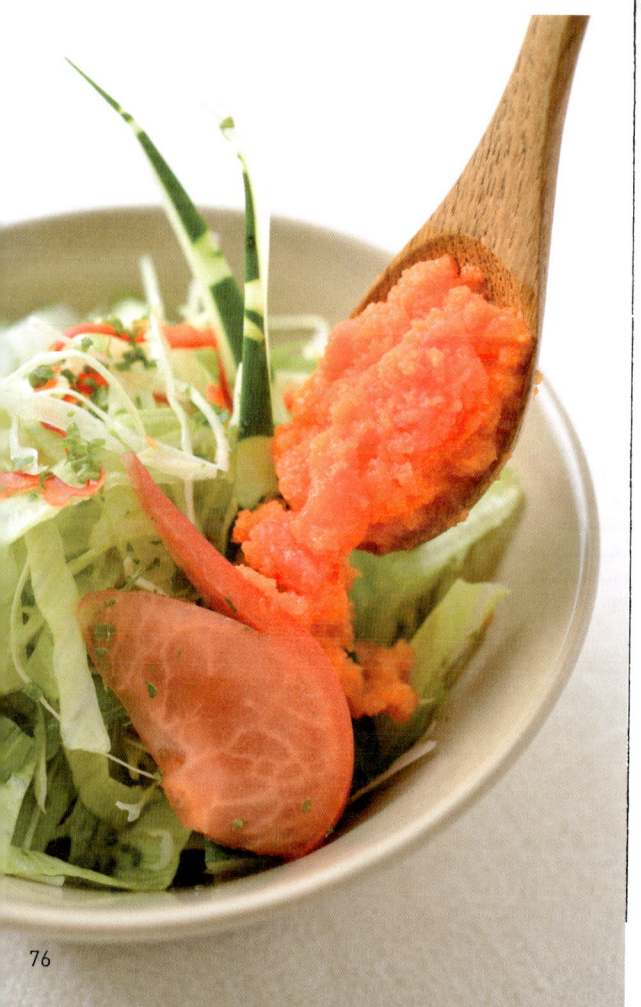

トマトとにんじんの赤いドレッシング

[材料と作り方]
(作りやすい分量・でき上がり約1と1/2カップ)

1. トマト1個（200g）は皮を湯むきして種をとり、粗みじん切りにする。にんじん約1本（200g）はすりおろす。

2. 1を合わせ、レモン汁、りんご酢各大さじ1（各15g）、オリーブオイル大さじ1（12g）、塩小さじ1（6g）、こしょう少々を加えて混ぜる。

[向いているサラダと保存期間]
トマトのリコピン、にんじんのβ-カロテンなどの抗酸化物質もとれます。レタスやキャベツなどどんな野菜にも好相性。保存は冷蔵庫で2〜3日を目安に。

1食分
大さじ2
(20g)
23kcal

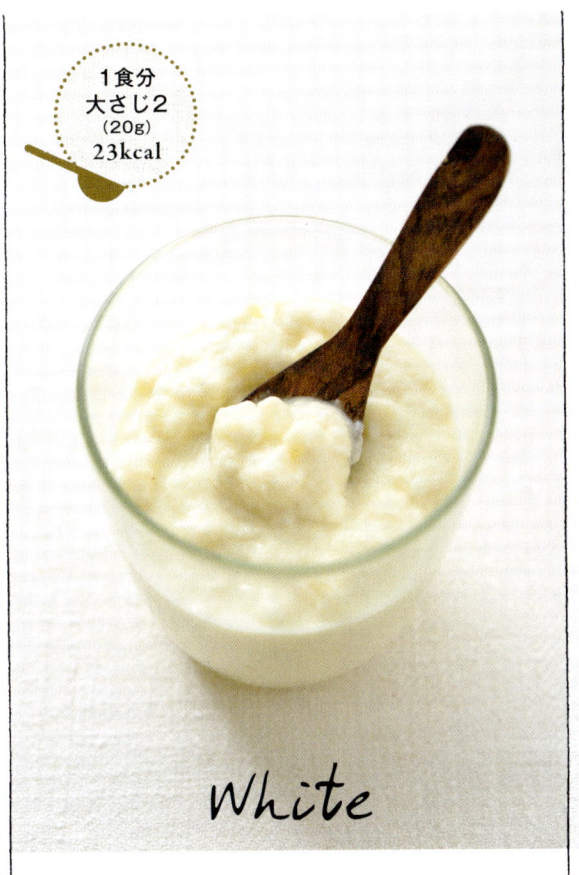

White

1食分
大さじ2
(20g)
34kcal

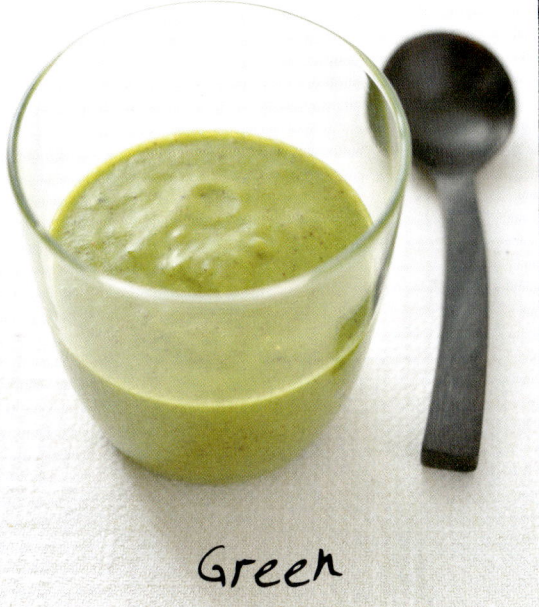

Green

カリフラワーとりんごの白いドレッシング

[材料と作り方]
(作りやすい分量・でき上がり約2と1/2カップ)

1 カリフラワー1/6株(80g)は小房に分け、ゆでる。

2 りんご1/4個(50g)は粗みじん切りにし、りんご酢大さじ1(15g)につける。

3 **1**、プレーンヨーグルト(無糖)大さじ2(30g)、オリーブオイル大さじ1(12g)、はちみつ小さじ1/2(3.5g)、塩小さじ1/4(1.5g)、こしょう少々を合わせてミキサーにかけ、**2**を混ぜる。

[向いているサラダと保存期間]
りんごを粗みじん切りにして加えることで食感のアクセントに。生野菜のほか、ゆでた野菜、じゃがいもなどの温野菜サラダによく合います。保存は冷蔵庫で2〜3日を目安に。

ほうれんそうとキウイの緑のドレッシング

[材料と作り方]
(作りやすい分量・でき上がり約1と1/2カップ)

1 ほうれんそう30gはざく切り、キウイフルーツ2個(140g)はひと口大に切る。

2 **1**と白ワインビネガー(または酢)大さじ1(15g)、オリーブオイル大さじ2(24g)、はちみつ小さじ1(7g)、塩小さじ1/2(3g)、粗びき黒こしょう少々を合わせてミキサーにかける。

[向いているサラダと保存期間]
キウイの酸味と甘みでさわやかな味わいに。レタスなどのほか、ルッコラやクレソンなど香りの強い野菜のサラダにも合います。保存は冷蔵庫で2〜3日を目安に。

column2
食べ方ひとつでダイエット
外食編

平日のランチや飲み会、接待…やむを得ず外食をする機会は意外に多いものです。また、ふだんの食事でも、作る時間がなくて買ってきたお総菜で済ますことも…。でも選び方を考えれば、外食、中食（総菜や弁当）にありがちな失敗を最小限に抑えることができます。

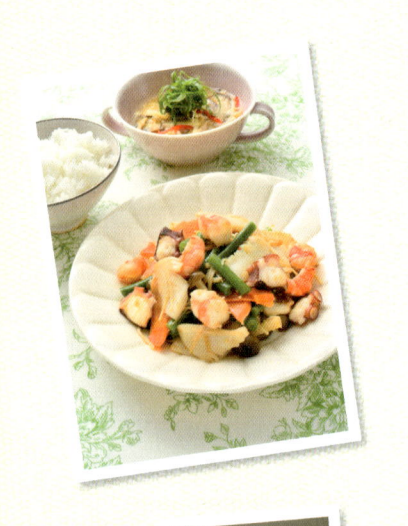

「外食」は「害食」になりがちです

外食があまりおすすめできないのは、炭水化物や脂肪が多過ぎたり、おかずの味が濃く、エネルギーや塩分を過剰にとり過ぎてしまうこと、野菜が少なく、ビタミンや食物繊維などダイエットに大切な栄養素がとりきれないことにあります。飲み会などではつい食べ過ぎたり、飲み過ぎたりしてしまうことも！

気をつけるポイントは？

1 単品よりも定食で

どんぶりものやめん類などの単品メニューは、糖質を多くとり過ぎてしまう傾向があります。野菜類も不足しがちに。おかずの種類が多く、使われる食材の種類が多い定食もの、特に和定食がおすすめです。ラーメンにチャーハンなど、炭水化物の重複は避けましょう。

2 野菜の多いものを

肉や卵をたっぷりと使った単品メニューは、野菜が少ないのも気になるところ。できるだけ野菜の具が多いメニューにするか、野菜の小鉢を追加するのも手です。

3 油っこいものは避ける

揚げものや大量の油で炒めたおかずはエネルギーオーバーの大きな原因に。脂身の多い肉の部位を使ったものも控えましょう。90gの豚肉をとんかつにするのとソテーにするのでは、約150kcalの差が出ます。

4 エネルギーや栄養表示をチェック

エネルギー量や栄養成分の表示があるものは、必ずチェック。特に中食（総菜や弁当）の場合も、なるべく低カロリーのものをチョイスします。

外食あるある

こんなときどうする？

ダイエット中でも、断りきれずに出されてしまったり、どうしても好みのものを食べたくなってしまったり。そんなときに思い出してほしいちょこっとアイデア、教えます。

Q1 昼におすしの出前をしてもらうことに。食べ方の注意点は…？

A おすしは野菜が少ないメニューの代表格。次の食事でおひたしを食べるなど、野菜を多めにとりましょう。すし飯も塩や砂糖が含まれ、さらにしょうゆをつけるために塩分過多になりがちです。赤だしやおすましなどの汁を控えるなどの工夫を。

Q2 手軽なコンビニのサンドイッチ。よく利用しますが、エネルギーが心配。

A パンにはバターが塗ってあるうえ、マヨネーズを使っているものも多いので、比較的高カロリーです。カツサンドなどは食べごたえがありますが、エネルギーも高くなりますので要注意。他の食事で油の量を控えます。サラダなどを追加すると野菜不足を補えます。

Q3 パスタやめんが好きなんですが、腹持ちが悪く、すぐおなかがすいてしまいます。

A 外食でのめんは具が少なく、炭水化物が多くなりがち。米に比べて消化も早く、確かに腹持ちは今ひとつです。パスタならサラダをつける、具だくさんの鍋焼きうどんなどをチョイスするなどの工夫を。よくかんでゆっくり食べるのも大切です。食後に低脂肪ヨーグルトなどを追加しても。

Q4 市販のお弁当のエネルギーをできるだけ抑える食べ方のコツはありますか？

A コンビニなどのお弁当は意外にごはんの量が多く、200〜300gのものが多いようです。自分の適正量と比較して、多いぶんを残すようにしてみては。揚げものもおかずの定番ですが、ころもを少し残す、全部食べきらないなどの工夫で、ぐっと低カロリーになります。

advice!

ダイエット中だからと言って、あれもだめ、これもだめ、では長続きしませんよね。たまには外食をしたり、好きなものを食べったてOK！　そのぶん、次の食事や翌日の食事で油を控えればいいんです！　でも、連続してエネルギーオーバーになる食事は避けることを忘れずに。ふだんは油控えめ、野菜たっぷりを習慣づけることが大切です。

エネルギーCHECK!

小さな差も積み重なれば、大きな差に！ メニュー選びに役立つ、主な外食のエネルギー量の目安を知っておきましょう。

めん類

きつねうどん	1人分	400kcal
天ぷらうどん	1人分	350kcal
ざるそば	1人分	320kcal
そうめん	1人分	400kcal
ラーメン	1人分	480kcal
冷やし中華	1人分	560kcal
スパゲッティミートソース	1人分	540kcal
ナポリタン	1人分	600kcal
えびグラタン	1人分	560kcal

すし

にぎりずし	1人分	480kcal
ちらしずし	1人分	609kcal
いなりずし	4個	500kcal

お弁当

焼き魚弁当	1人分	640kcal
から揚げ弁当	1人分	800kcal
幕の内弁当	1人分	680kcal
ハンバーグ弁当	1人分	800kcal

ごはんもの

ごはん	茶碗1杯分(150g)	252kcal
親子丼	1人分	640kcal
カツ丼	1人分	800kcal
天丼	1人分	750kcal
うな丼	1人分	800kcal
海鮮丼	1人分	640kcal
カレーライス	1人分	800kcal
オムライス	1人分	640kcal
チャーハン	1人分	700kcal

パン

食パン	1枚(4枚切り)	240kcal
ロールパン	1個	100kcal
メロンパン	1個	400kcal

野菜サンド	1人分	480kcal
ハンバーガー	1個	260kcal
照り焼きバーガー	1個	470kcal

定食

魚の煮つけ定食	1人分	720kcal
天ぷら定食	1人分	840kcal
さばのみそ煮定食	1人分	650kcal
豚のしょうが焼き定食	1人分	750kcal
酢豚定食	1人分	800kcal
ギョーザ定食	1人分	600kcal
野菜炒め定食	1人分	630kcal
刺身定食	1人分	650kcal
ミックスフライ定食	1人分	820kcal

サイドメニュー

納豆	1人分	80kcal
冷ややっこ	1人分	80kcal
だし巻き卵	1人分	150kcal
おひたし	1人分	12kcal
かぼちゃの煮もの	1人分	160kcal
ひじき煮	1人分	60kcal
フライドポテト	Lサイズ	240kcal
野菜サラダ	1人分 14kcal ＋ドレッシング 40kcal	

飲みもの

ビール	1缶（350ml）	154kcal
ノンアルコールビール	1缶（350ml）	60kcal
ワイン	1杯（100ml）	73kcal
焼酎（水割り）	1杯（200ml）	117kcal
日本酒	150ml	160kcal
野菜ジュース	1缶（190g）	33kcal
オレンジジュース(100%)	1本（350ml）	160kcal
コーヒー	1杯	6kcal
紅茶	1杯	2kcal

※一般的な数値を出しています。店やものによって異なりますので、目安としてお考えください。

脱メタボには、減塩も大切

塩分をとってもエネルギーには影響しないのでは…というのは大きな間違い。塩分過多の食事は高血圧の原因となる以外にも、ごはんなど主食の食べ過ぎを招きます。減塩も脱メタボの大きな決め手に！

減塩できる食べ方例

- うどん、そば、ラーメンの汁を半分以上残す → 塩分約 **3g** 減！
- 漬けもの5切れを2切れに → 塩分約 **0.8g** 減！
- ソースをかけずにレモンをしぼる → 塩分約 **1.5g** 減！
- インスタントラーメンやカップスープは汁を残す → 塩分 **1～2g** 減！
- お弁当の漬けものを残す、添付のしょうゆ、ソースは使いきらない → 塩分約 **1g** 減！
- 焼き魚にしょうゆをかけない → 塩分約 **1g** 減！
- みそ汁の汁を全部飲まない → 塩分約 **1.5g** 減！

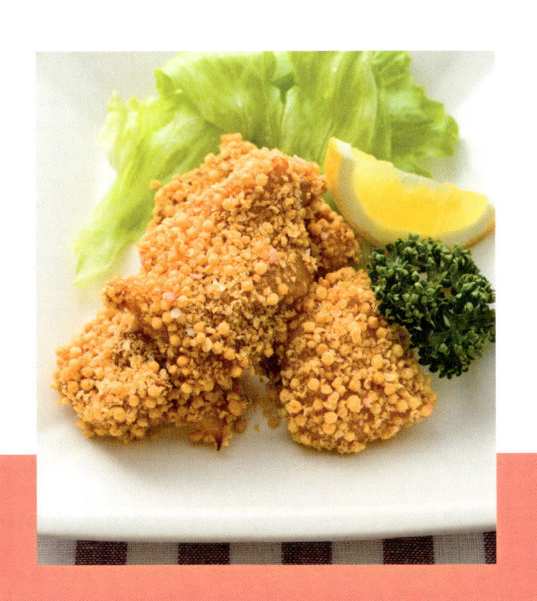

PART 4

揚げものもカレーも食べたい！
簡単ワザでエネルギーオフ
低カロリーの人気おかず10

大人も子どもも大好きな揚げものやカレー、グラタン etc.
もちろん、メタボさんの大好物でもありますよね。
減量中は、エネルギーオーバーになりがちだから控えたほうがいい…？
そんなことはありません！
ちょっとした工夫でエネルギーをカットできるんです。
野菜や豆腐でかさ増ししたり、
カリカリッとした食感や香ばしさをプラスすれば、
いつも通りにおいしく、おなかいっぱい安心して食べられます。
家族と一緒に食べられるレシピなら、減量も楽しい！

＊材料の分量は可能な限り概量で示してあります。
　概量のあとの（　）内は、皮や葉、芯、根など廃棄部分の
　重量を除いた可食部分のg数です。

揚げないサクサクとんかつ

1人分 203 kcal

歯ざわりさっくり。油を使わないヘルシー仕上げ

豚肉の脂をカットし、香ばしいパン粉をまぶして焼きます。
油で揚げなくても、さくっと揚げもののような食感に。

[材料(2人分)]

- 豚ロースとんかつ用肉…2枚(140g)
- 塩…ひとつまみ(1g)
- こしょう…少々
- 小麦粉…大さじ1(9g)
- 溶き卵…大さじ1/2(10g)
- パン粉…大さじ2(6g)
- とんかつソース…大さじ1(18g)
- キャベツ(せん切り)…1枚(60g)
- トマト(くし形切り)…約1/3個(60g)
- パセリ(あれば)…少々

[作り方]

1. 豚肉は脂身を切り落とし、筋切りをしてたたき、塩、こしょうをふる。
2. フライパンにパン粉を入れて弱火にかけ、こんがりするまで5～6分からいりする。
3. 豚肉に小麦粉、溶き卵、**2**の順にころもをつけ、210度のオーブンで15分焼く。食べやすく切って器に盛り、とんかつソースをかけ、キャベツ、トマト、パセリを添える。

タンパク質	16.9g	脂質	9.2g	炭水化物	11.6g
塩分	1.1g	コレステロール	64mg	食物繊維	1.0g

焼きコロッケ

1人分 195 kcal

ほっくりした食べごたえが特徴。お弁当にもOK！

トースターでこんがり焼いた変わりコロッケ。
スキムミルクを加えて風味をアップしつつ、不足しがちなカルシウムも補給します。

[材料(2人分)]

- じゃがいも…2個(200g)
- 鶏胸ひき肉…60g
- 玉ねぎ…1/2個(100g)
- **A**
  - スキムミルク…大さじ2(12g)
  - 塩…小さじ1/4(1.5g)
- バター…小さじ1(4g)
- **B**
  - 中濃ソース…大さじ1(18g)
  - りんごジュース…小さじ1(5g)
- パセリ(あれば)…少々

[作り方]

1. じゃがいもは洗った水けがついたまま1個ずつラップに包み、電子レンジ(600W)で7～8分、竹串がすっと通るようになるまで加熱する。皮をむいてボウルに入れ、つぶして冷ます。玉ねぎはみじん切りにする。
2. フライパンにバターを熱し、鶏ひき肉、玉ねぎを炒め、**A**とともに**1**のボウルに入れて混ぜる。8等分にして小判形に成形し、オーブントースターでこんがりするまで5～7分焼いて器に盛る。
3. 小鍋に**B**をひと煮立ちさせ、パセリとともに**2**に添える。

タンパク質	10.5g	脂質	4.4g	炭水化物	28.3g
塩分	1.4g	コレステロール	30mg	食物繊維	2.2g

定番！揚げもの

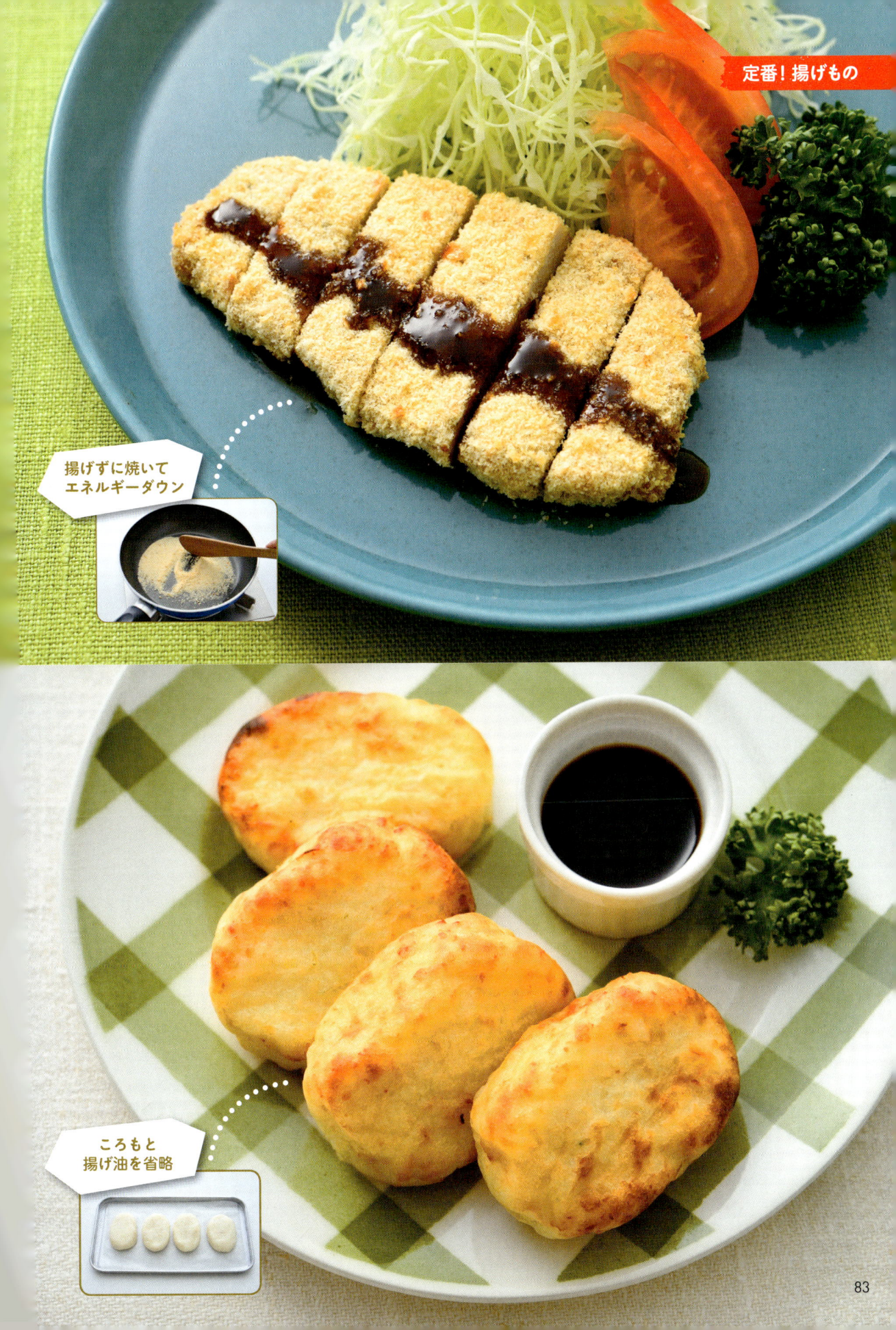

揚げずに焼いて
エネルギーダウン

ころもと
揚げ油を省略

83

1人分 188 kcal

軽快な歯ざわりのヒミツはお茶漬けのぶぶあられ！

揚げないカリカリから揚げ

細かいあられをまぶしてころもがわりに。魚焼きグリルで焼き、油を使わずに仕上げます。鶏肉は皮なしを使って余分なエネルギーをカット。

[材料(2人分)]

- 鶏もも肉(皮なし)…200g
- ぶぶあられ*…大さじ4(20g)
- A
  - しょうゆ…大さじ1(18g)
  - 酒…大さじ1(15g)
  - しょうが(すりおろす)…1かけ(4g)
- 片栗粉…大さじ1(9g)
- レタス(ちぎる)…1/2枚(10g)
- レモン(くし形切り)…1/8個(10g)
- パセリ(あれば)…少々

*ぶぶあられはあられを細かくくだいたものでもOK。

[作り方]

1. 鶏肉はひと口大に切る。ボウルにAを合わせて鶏肉を入れ、10分ほどおく。片栗粉を加えて混ぜる。
2. 1に粗めにくだいたぶぶあられをまぶす。
3. 魚焼きグリルに鶏肉を並べ、中火で5分、上下を返して5分(両面焼きグリルの場合は5分)焼く。レタスとともに器に盛り、レモン、パセリを添える。

タンパク質	20.3g	脂質	4.0g	炭水化物	14.2g
塩分	1.7g	コレステロール	92mg	食物繊維	0.4g

1人分 278 kcal

カリカリポテト生地にとろ〜りチーズが絶妙！

ポテトガレットピザ

生地にじゃがいもを使用し、かための食感にすることでかみごたえをアップさせ、満足感の得やすいひと皿に。市販のピザに比べ、エネルギーは約7割ほど。

[材料(直径約14cm 2枚分)]

- じゃがいも…2個(200g)
- 玉ねぎ…1/5個(40g)
- ピーマン…1個(20g)
- むきえび…120g
- ピザ用チーズ…40g
- ピザソース
  - 玉ねぎ(みじん切り)…大さじ1(10g)
  - にんにく(みじん切り)…約1/2片(2g)
  - トマトケチャップ…大さじ2(30g)
  - ドライバジル…少々
- オリーブオイル…小さじ1(4g)+小さじ2(8g)
- パプリカパウダー(あれば)…少々

[作り方]

1. じゃがいも、玉ねぎ、ピーマンはせん切りにする。むきえびは背わたをとり、厚みを半分にする。
2. フッ素樹脂加工のフライパンを油をひかずに熱し、じゃがいもの半量を入れて丸く広げ、フライ返しで押しつけるようにしながら両面をこんがりと焼いて取り出す。残り半量も同様に焼く。
3. 続いてフライパンにオリーブオイル小さじ1を熱し、ピザソースの玉ねぎとにんにくを炒める。ケチャップ、バジルで調味し、2のじゃがいもの生地それぞれに塗る。
4. フライパンにオリーブオイル小さじ2を熱し、玉ねぎ、ピーマン、むきえびを炒める。3に半量ずつのせ、さらにチーズを半量ずつのせて180度のオーブンで10分ほどチーズが溶けるまで焼く。器に盛り、パプリカパウダーをふる。

タンパク質	17.9g	脂質	11.5g	炭水化物	25.3g
塩分	1.3g	コレステロール	106mg	食物繊維	2.3g

定番！揚げもの

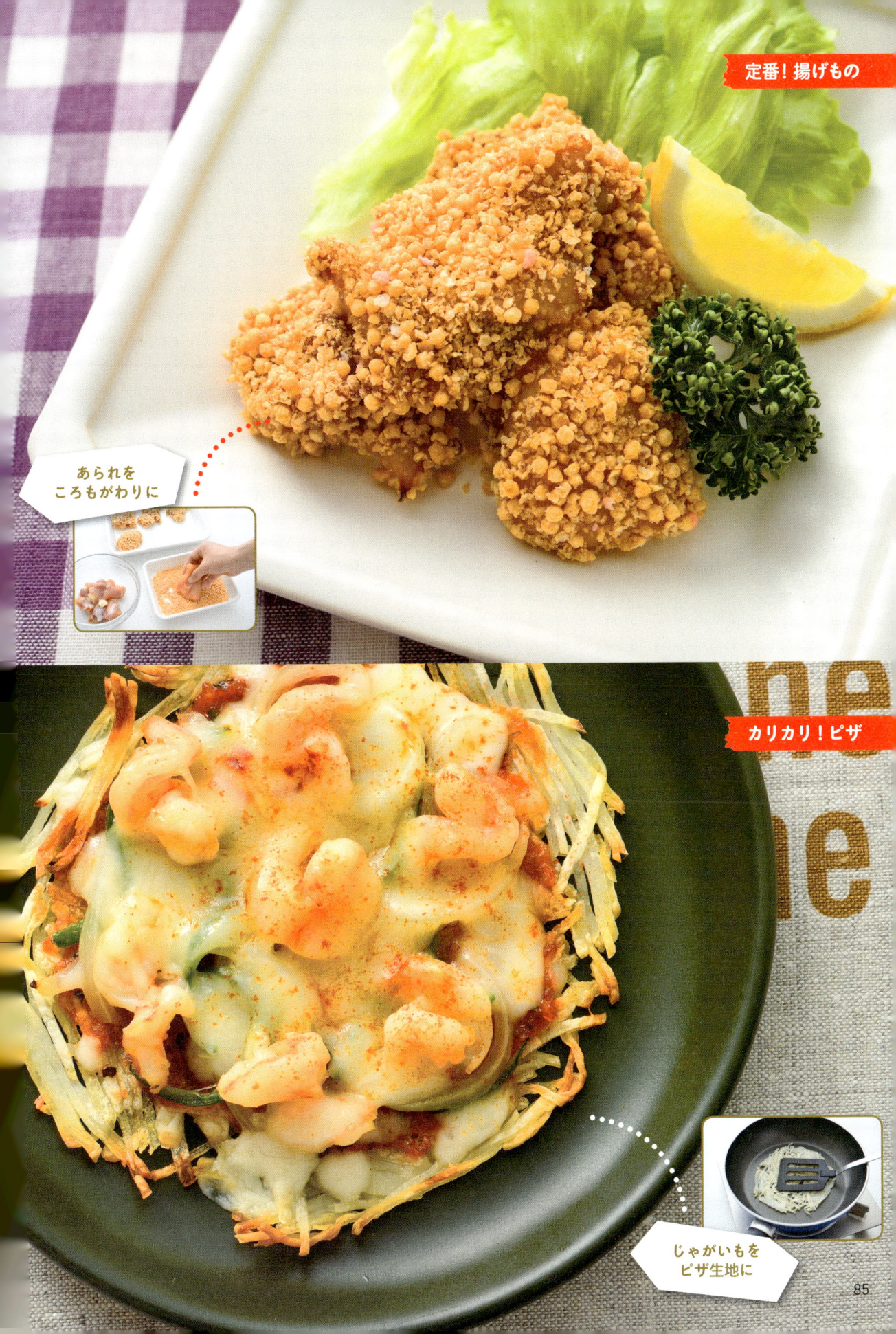

あられを
ころもがわりに

カリカリ！ピザ

じゃがいもを
ピザ生地に

85

1人分 474 kcal

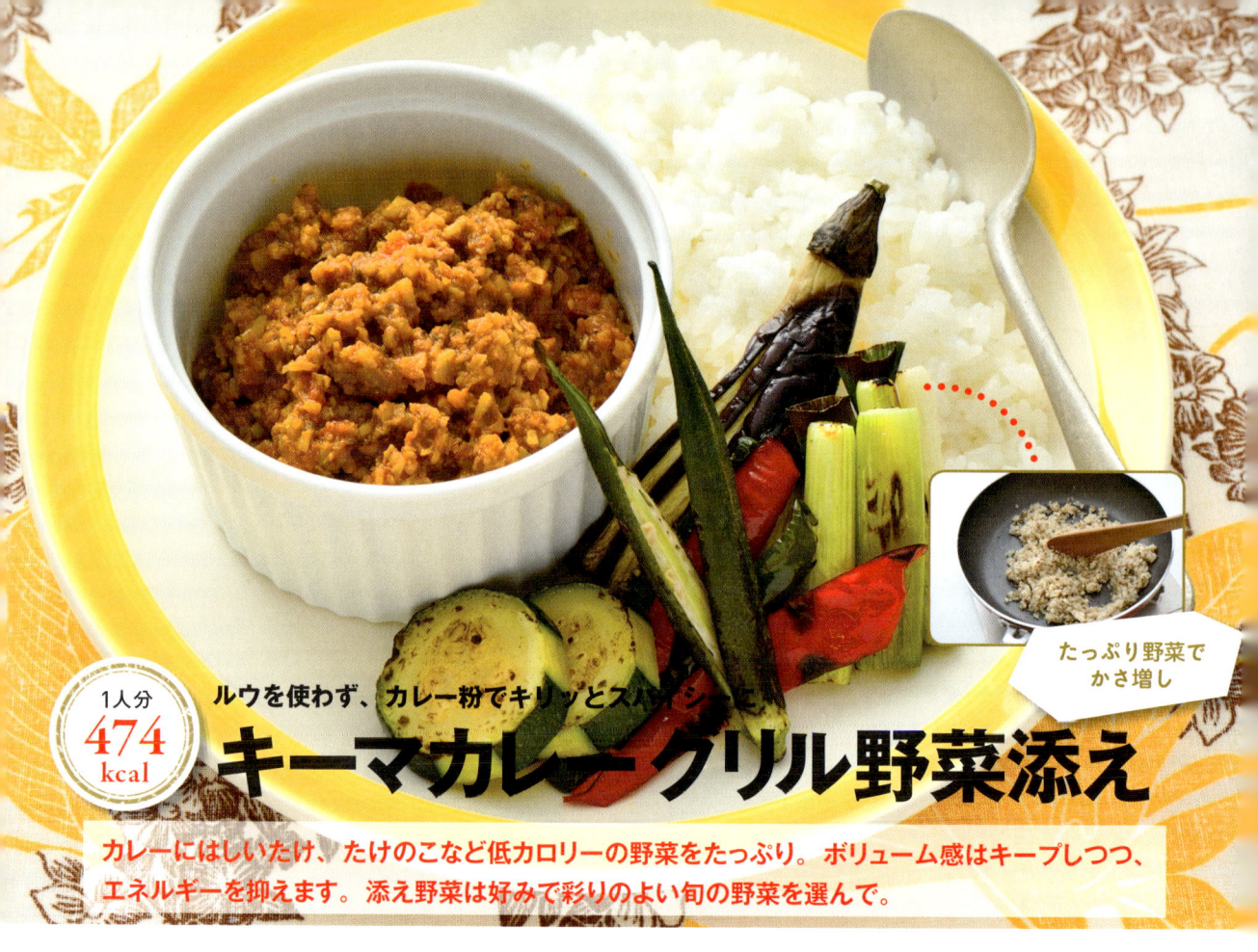

ルウを使わず、カレー粉でキリッとスパイシーに

キーマカレー グリル野菜添え

たっぷり野菜でかさ増し

カレーにはしいたけ、たけのこなど低カロリーの野菜をたっぷり。ボリューム感はキープしつつ、エネルギーを抑えます。添え野菜は好みで彩りのよい旬の野菜を選んで。

[材料(2人分)]

- 豚ひき肉…80g
- A
  - 玉ねぎ…1/2個(100g)
  - ゆでたけのこ…40g
  - しいたけ…4枚(40g)
- にんにく(みじん切り)…1片(5g)
- しょうが(みじん切り)…1かけ(4g)
- カレー粉…大さじ2(12g)
- B
  - カットトマト缶…80g
  - 固形スープの素…1/2個(2g)
  - トマトケチャップ…大さじ1と1/3(20g)
  - ウスターソース…大さじ1/2(9g)
  - 砂糖…小さじ1(3g)
- 塩…小さじ1/3(2g)
- こしょう…少々
- サラダ油…小さじ1(4g)
- ごはん…茶碗2杯分(300g)
- 添え野菜
  - なす…1/2本(40g)
  - 九条ねぎ(または長ねぎ)…40g
  - ズッキーニ…3cm(30g)
  - オクラ…2本(20g)
  - ピーマン…1/2個(10g)
  - パプリカ(赤)…約1/10個(10g)
  - サラダ油…小さじ1/2(2g)

[作り方]

1. Aはみじん切りにする。添え野菜はそれぞれ食べやすく切る。

2. フライパンにサラダ油を熱し、にんにく、しょうがを炒め、香りが出たらAを加えてじっくり炒める。ひき肉を加え、ぽろぽろになったらカレー粉を加えてさらに炒める。Bを加え、汁けが少なくなるまで煮、塩、こしょうで味を調える。

3. 添え野菜はサラダ油をさっと塗り、魚焼きグリルでこんがりするまで焼く。器にごはんと2を盛り、野菜を添える。

タンパク質	15.6g	脂質	10.6g	炭水化物	78.2g
塩分	2.3g	コレステロール	31mg	食物繊維	7.4g

大人気！カレー

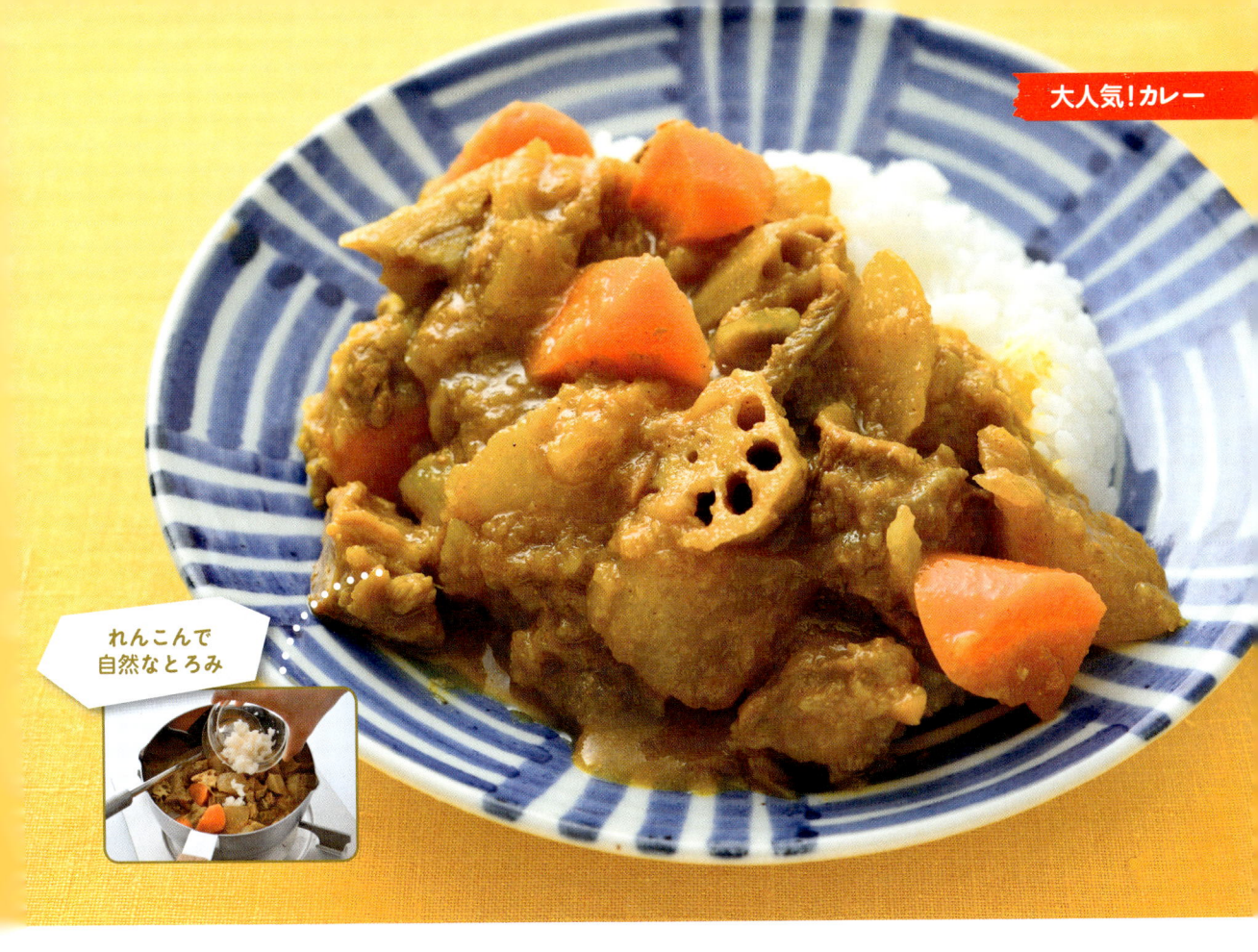

れんこんで自然なとろみ

1人分 433 kcal

牛すじと根菜をじっくり煮込んでうまみたっぷり

牛すじ入り和風カレー

れんこんの半量をすりおろして加えることで、高カロリーのルウを使わずにとろみをつけます。食物繊維もしっかりとれて、おなか満足。

[材料(2人分)]

- 牛すじ…120g
- れんこん…1/3節(60g)
- 玉ねぎ…1/2個(100g)
- にんじん…約1/4本(50g)
- 大根…約2.5cm (70g)
- だし汁…3カップ(600g)
- めんつゆ(3倍濃縮)…大さじ1 (18g)
- カレー粉…大さじ2 (12g)
- ごはん…茶碗2杯分(300g)

[作り方]

1 牛すじはひと口大に切って水からゆでてざるに上げる。もう2回同様にゆでこぼし、鍋にたっぷりの水と酒少々（分量外）とともに入れて煮立て、弱火で1時間ほどゆでる。

2 玉ねぎはくし形切り、にんじん、大根は乱切りにする。れんこんは半量は乱切り、残りはすりおろす。

3 鍋にだし汁を煮立て、**1**、玉ねぎを加えて4～5分煮る。にんじん、乱切りにしたれんこん、大根を加えて弱火で20分ほど煮、やわらかくなったらめんつゆを加えてひと煮し、カレー粉、すりおろしたれんこんを加えてさらに10分ほど煮る。ごはんとともに器に盛る。

タンパク質	23.5g	脂質	4.2g	炭水化物	74.0g
塩分	1.0g	コレステロール	41mg	食物繊維	5.3g

寒天で
とろみをつける

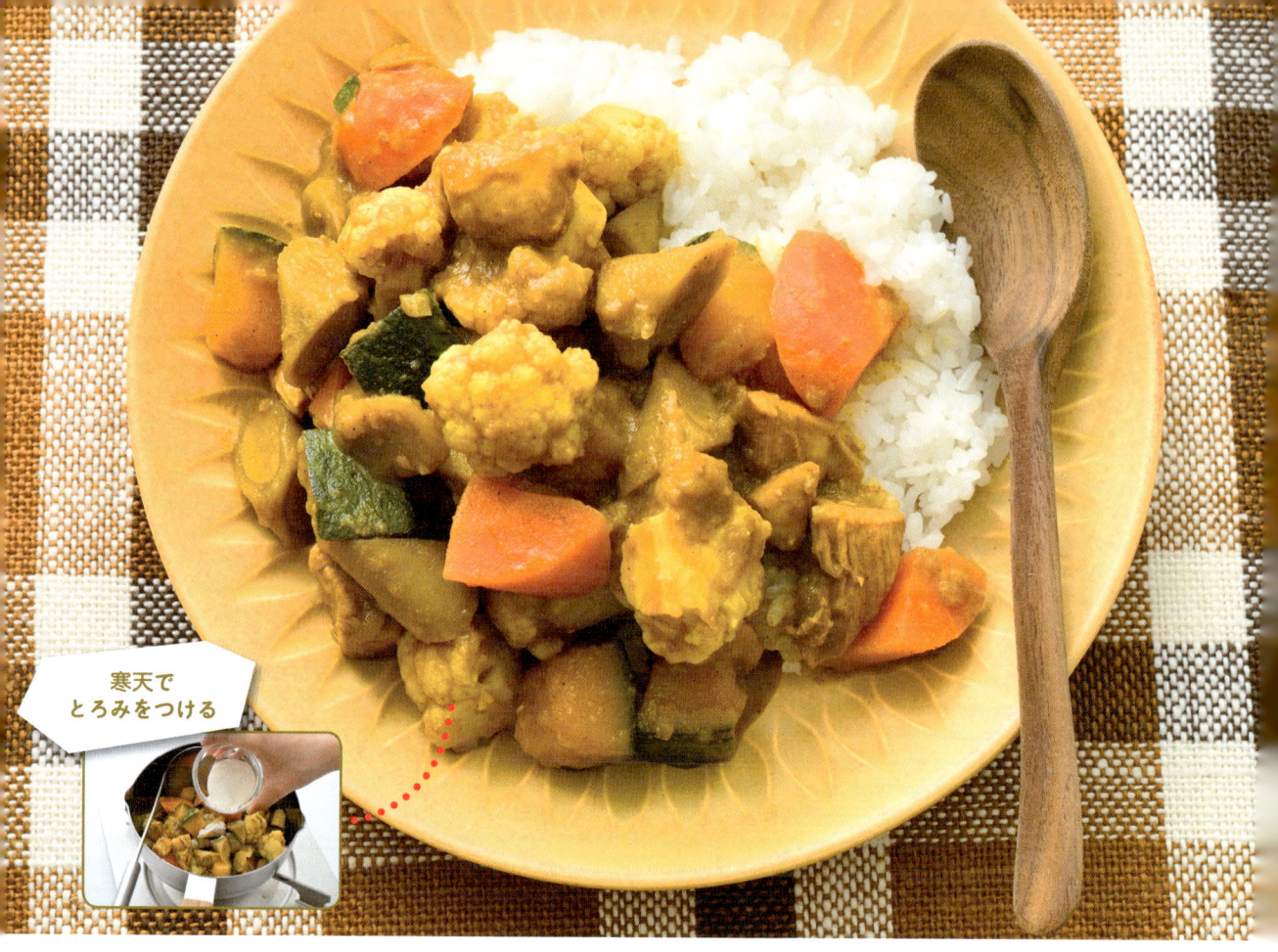

1人分
475 kcal

大きめの具をごろごろ入れて、食べごたえ抜群！

根菜たっぷりカレー

ルウを使用せず、粉寒天で自然なとろみをつけます。
具の根菜と合わせ、食物繊維の目標摂取量の約半分がこのひと皿に。

[材料(2人分)]

鶏胸肉(皮なし)…120g
かぼちゃ…1/10個(100g)
ごぼう…1/2本(80g)
にんじん…1/3本(60g)
カリフラワー…1/6株(80g)
玉ねぎ…小1/2個(80g)
カレー粉…大さじ1と1/3(8g)
A ┃ しょうゆ…小さじ1(6g)
　 ┃ ウスターソース…小さじ1(6g)
固形スープの素…1/2個(2g)
粉寒天…大さじ1と1/3(8g)
オリーブオイル…小さじ1(4g)
ごはん…茶碗2杯分(300g)

[作り方]

1 カリフラワーは小房に分ける。鶏肉、かぼちゃ、ごぼう、にんじんは大きめのひと口大に切る。玉ねぎはみじん切りにする。

2 フライパンにオリーブオイルを熱し、玉ねぎをあめ色になるまで弱火で炒める。カレー粉を加えてさらに炒め、香りが出たらAを加える。

3 鶏肉を加えて炒め、色が変わったら、ごぼう、にんじん、カリフラワー、かぼちゃを加え、水3カップ(600g)とスープの素を加えて煮立てる。寒天をふり入れて煮溶かし、とろみをつける。ごはんとともに器に盛る。

タンパク質	21.6g	脂質	4.1g	炭水化物	87.6g
塩分	1.1g	コレステロール	42mg	食物繊維	11.7g

大人気！カレー

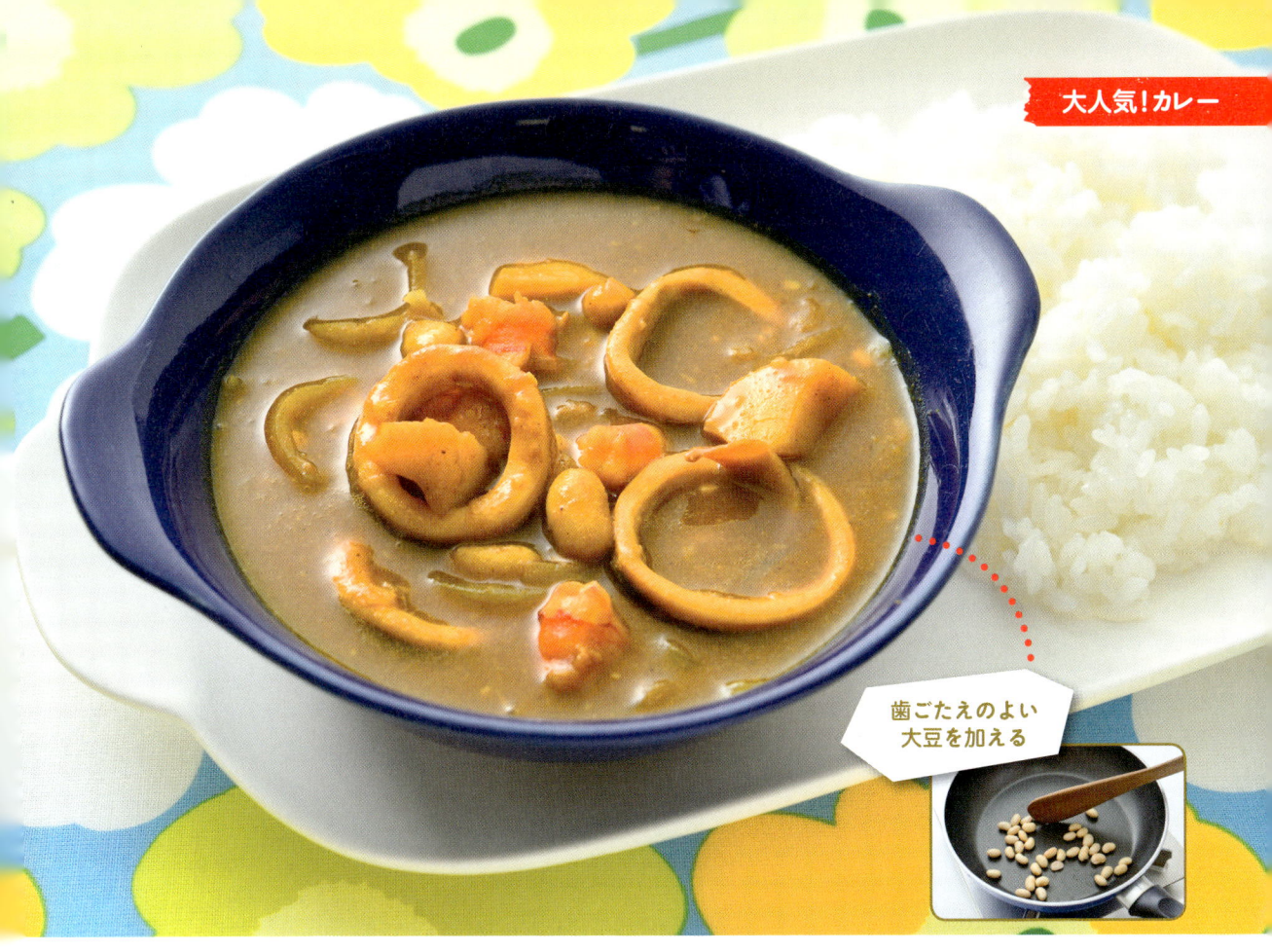

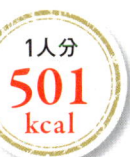

歯ごたえのよい
大豆を加える

シーフードの濃厚なうまみがふわりと広がる

1人分 501 kcal

大豆入りシーフードカレー

香ばしくからいりした大豆を加え、食感に変化を。低カロリーでも食べごたえがあるシーフードの、うまみの移ったゆで汁も使って深い味わいに。

[材料(2人分)]

いかの胴…100g
えび…小4尾(60g)
ほたて貝柱(冷凍)…2個(50g)
大豆(水煮)…大さじ6(30g)
にんにく(みじん切り)…1/2片(3g)
しょうが(みじん切り)…少々
玉ねぎ…1個(200g)
カレー粉…大さじ1と1/3(8g)
A ┃ カレールウ…20g
　 ┃ 鶏ガラスープの素…小さじ1(2.5g)
オリーブオイル…小さじ1(4g)
ごはん…茶碗2杯分(300g)

[作り方]

1 いかは輪切り、えびは殻をむいて背わたをとる。ほたては自然解凍し、4等分に切る。玉ねぎは縦に薄切りにする。大豆は弱火で皮がはじけるまでからいりする。

2 鍋に3カップ(600g)の湯を沸かし、いか、えび、ほたてをさっと湯通しする(ゆで汁はとっておく)。

3 フライパンにオリーブオイルを熱し、にんにく、しょうがを炒め、香りが出たら玉ねぎを加え、あめ色になるまで弱火で炒める。大豆、カレー粉を加えてさらに炒める。**2**の魚介を加え、ゆで汁を少しずつ加えてのばす。**A**で調味する。器に盛り、ごはんを添える。

タンパク質	27.5g	脂質	9.2g	炭水化物	74.7g
塩分	2.2g	コレステロール	231mg	食物繊維	4.8g

1人分 227 kcal

牛乳より低カロリーの豆乳でなめらかソースに

さけの豆乳グラタン

かぼちゃを加えることでビタミンや食物繊維がしっかりとれるうえ、
ソースに自然なとろみがつきます。

[材料(2人分)]

- 生さけ…2切れ(140g)
- かぼちゃ…約1/10個(80g)
- しめじ…約1/2パック(50g)
- 玉ねぎ…1/2個(100g)
- ほうれんそう…4株(80g)
- 豆乳…1/2カップ(100g)
- 固形スープの素…1個(4g)
- 塩、こしょう…各適量
- パン粉…小さじ1(1g)
- 粉チーズ…小さじ1(2g)
- パセリ(みじん切り)…少々
- オリーブオイル…大さじ1/2(6g)

[作り方]

1 さけは塩、こしょう各少々をふる。かぼちゃは2cm角に切り、しめじはほぐす。玉ねぎは縦に薄切り、ほうれんそうは3cm長さに切る。

2 フライパンにオリーブオイルを熱してかぼちゃを炒め、ほぼ火が通ったら、玉ねぎ、しめじ、ほうれんそうを加えて炒める。さけを加えて塩、こしょう各少々をふり、豆乳とくずしたスープの素を加えて煮る。

3 さけの色が変わったら火を止め、耐熱の器に入れ、パン粉、パセリ、粉チーズをふってオーブントースターでこんがりするまで焼く。

タンパク質	21.0g	脂質	8.1g	炭水化物	18.0g
塩分	0.8g	コレステロール	37mg	食物繊維	4.3g

1人分 211 kcal

豆腐のおかげでトマトの酸味もマイルドに

豆腐となすのラザニア風

しっかり水けをきった豆腐で食べごたえをアップ。たっぷりの野菜と合わせて、
ボリュームは保ちながら、エネルギーオーバーの心配のないラザニアに。

[材料(2人分)]

- なす…1本(80g)
- ズッキーニ…大1本(200g)
- ハム…2枚(40g)
- 豆腐(絹ごし)…1丁(300g)
- にんにく(みじん切り)…1/2片(3g)
- A
  - カットトマト缶…250g
  - 牛乳…大さじ2(30g)
  - 固形スープの素…1個(4g)
- 塩…ひとつまみ(1g)
- 粉チーズ…小さじ1(2g)
- オリーブオイル…小さじ1(4g)

[作り方]

1 豆腐はくずして耐熱皿にのせ、電子レンジで2分加熱し、ざるに上げる。ハムは半分に切って1cm幅、なす、ズッキーニは輪切りにする。

2 フライパンにオリーブオイルを熱してにんにくを炒める。香りが出たらハム、ズッキーニ、なすを加えて炒め、豆腐、Aを加えて軽く煮つめ、塩で味を調える。

3 耐熱の器に2を入れ、粉チーズをふり、250度のオーブンで20分ほど焼く。

タンパク質	14.7g	脂質	10.7g	炭水化物	15.7g
塩分	2.6g	コレステロール	10mg	食物繊維	4.4g

こっくり！グラタン

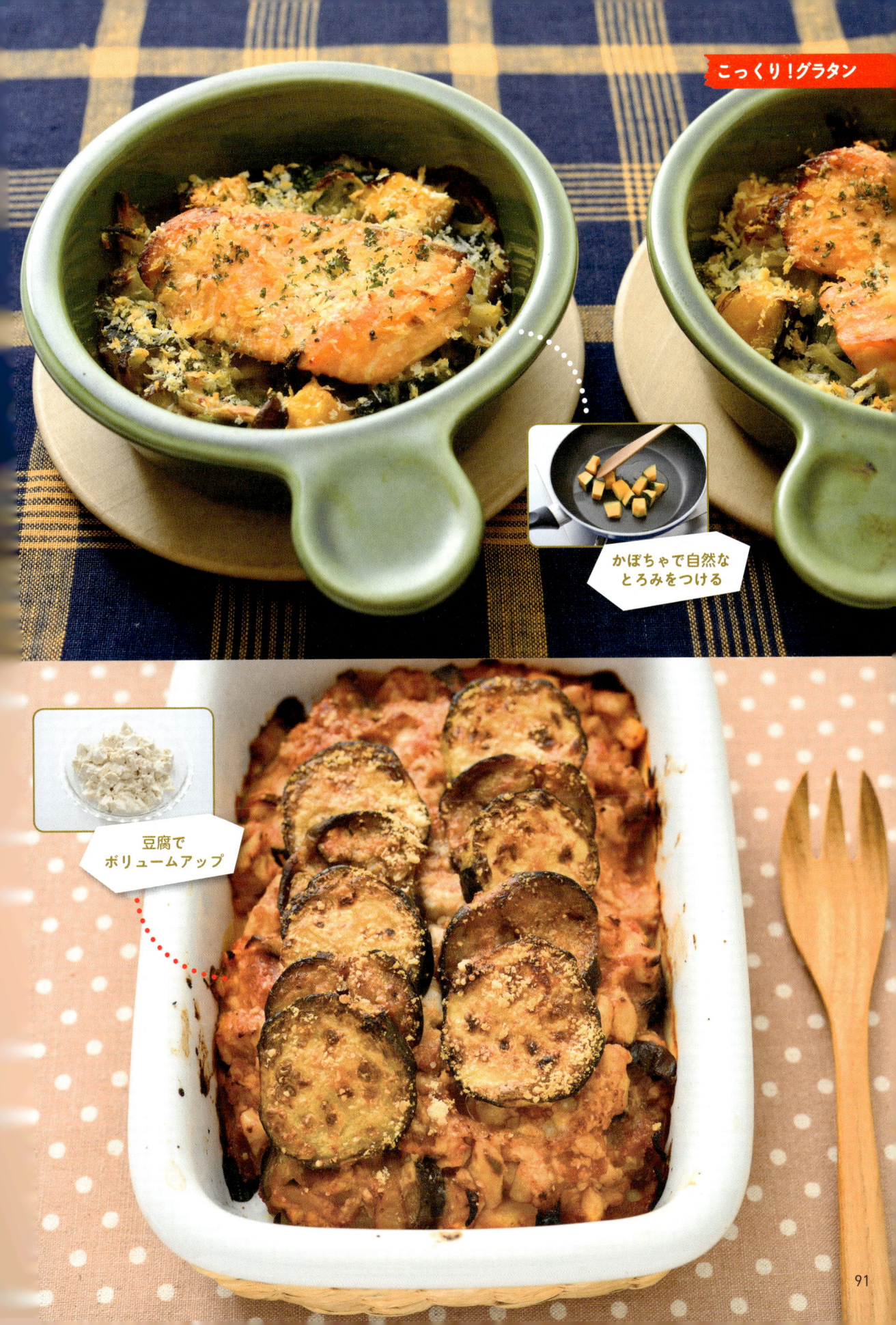

かぼちゃで自然な
とろみをつける

豆腐で
ボリュームアップ

91

実例！ メタボ脱出！への道
メタボ外来の患者さん やせた！

ケース1 Aさん 女性

初診時
体重 62.4kg
身長 154.3cm
BMI 26.2

メタボの理由
菓子パンや高脂質食（カレーなど）を過剰に摂取していたため。

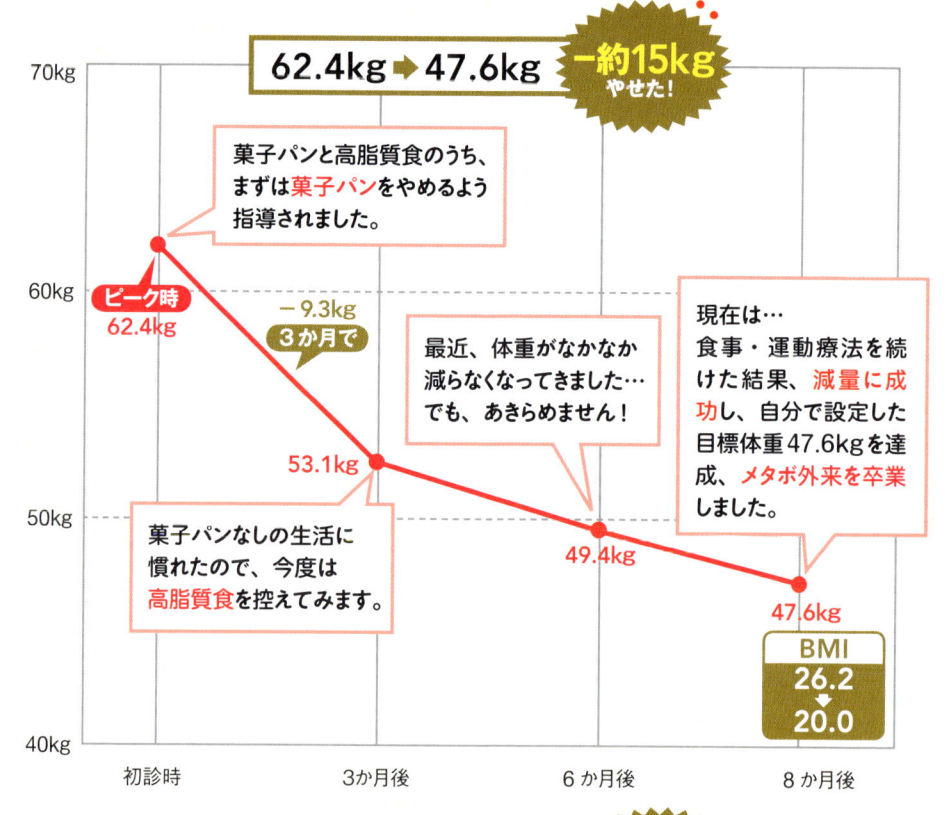

62.4kg ➡ 47.6kg　−約15kgやせた！

- ピーク時 62.4kg
- 菓子パンと高脂質食のうち、まずは菓子パンをやめるよう指導されました。
- 3か月で −9.3kg
- 53.1kg
- 菓子パンなしの生活に慣れたので、今度は高脂質食を控えてみます。
- 最近、体重がなかなか減らなくなってきました…でも、あきらめません！
- 49.4kg
- 47.6kg
- 現在は…食事・運動療法を続けた結果、減量に成功し、自分で設定した目標体重47.6kgを達成、メタボ外来を卒業しました。
- BMI 26.2 ➡ 20.0

（初診時／3か月後／6か月後／8か月後）

ケース2 Bさん 男性

初診時
体重 107.6kg
身長 172.2cm
BMI 36.3

メタボの理由
食生活が乱れていたが、自覚症状がなかったため。5年前と比べて体重が40kgも増加した。※入院あり

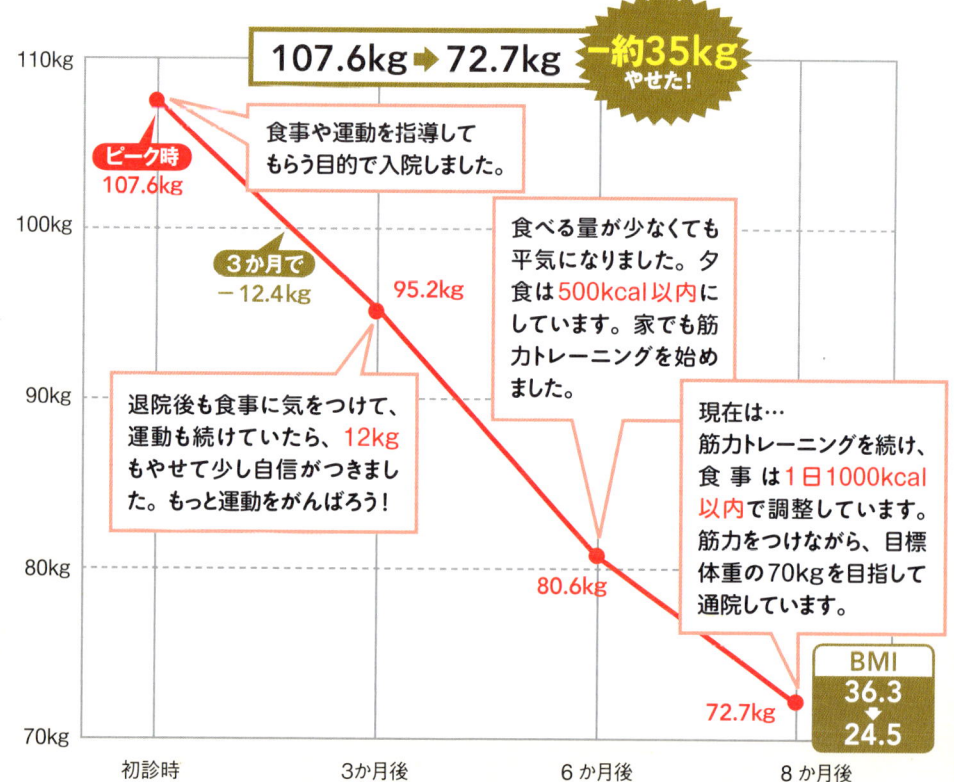

107.6kg ➡ 72.7kg　−約35kgやせた！

- ピーク時 107.6kg
- 食事や運動を指導してもらう目的で入院しました。
- 3か月で −12.4kg
- 95.2kg
- 退院後も食事に気をつけて、運動も続けていたら、12kgもやせて少し自信がつきました。もっと運動をがんばろう！
- 食べる量が少なくても平気になりました。夕食は500kcal以内にしています。家でも筋力トレーニングを始めました。
- 80.6kg
- 現在は…筋力トレーニングを続け、食事は1日1000kcal以内で調整しています。筋力をつけながら、目標体重の70kgを目指して通院しています。
- 72.7kg
- BMI 36.3 ➡ 24.5

（初診時／3か月後／6か月後／8か月後）

ヒストリー

減量のための取り組みは、続けてこそ効果が表れるもの。個人差はありますが、正しい食事と運動によって、着実に体重は減っていきます。メタボ外来にこられた4人の患者さんの、メタボ脱出ヒストリーを紹介します。

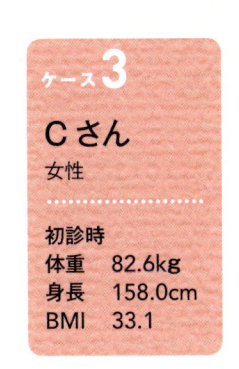

ケース3 Cさん 女性

初診時
体重　82.6kg
身長　158.0cm
BMI　33.1

メタボの理由
高カロリー食を多く摂取し、かつ運動習慣がなかったため。

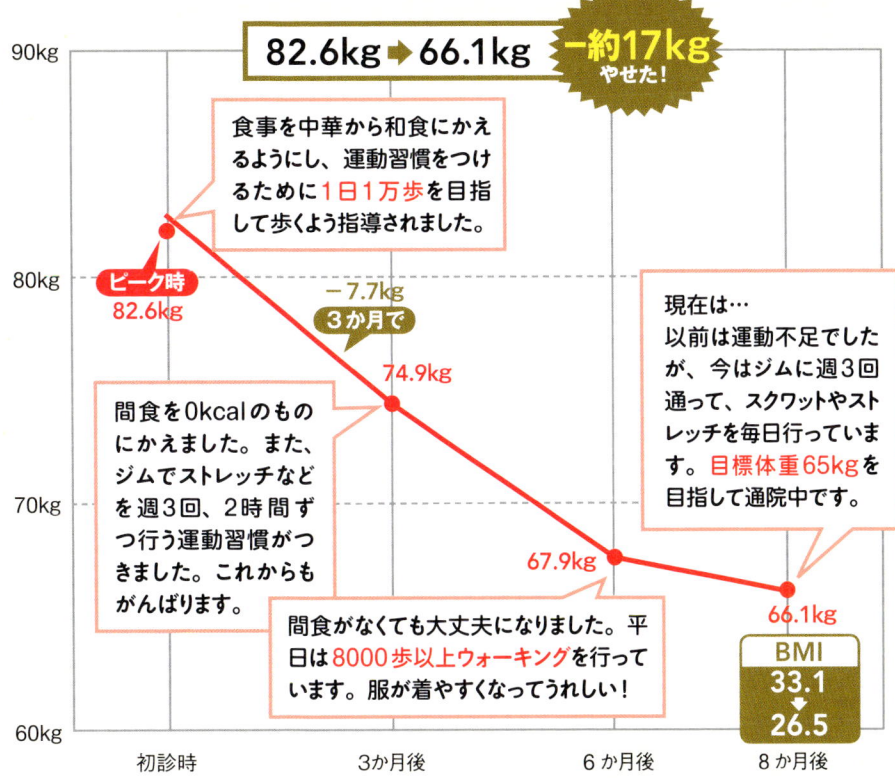

82.6kg → 66.1kg －約17kgやせた！

- ピーク時 82.6kg
- 食事を中華から和食にかえるようにし、運動習慣をつけるために1日1万歩を目指して歩くよう指導されました。
- 3か月で －7.7kg　74.9kg
- 間食を0kcalのものにかえました。また、ジムでストレッチなどを週3回、2時間ずつ行う運動習慣がつきました。これからもがんばります。
- 67.9kg　間食がなくても大丈夫になりました。平日は8000歩以上ウォーキングを行っています。服が着やすくなってうれしい！
- 66.1kg　BMI 33.1 → 26.5
- 現在は…以前は運動不足でしたが、今はジムに週3回通って、スクワットやストレッチを毎日行っています。目標体重65kgを目指して通院中です。

（初診時／3か月後／6か月後／8か月後）

ケース4 Dさん 男性

初診時
体重　99.0kg
身長　171.8cm
BMI　33.5

メタボの理由
3年前から発生した腰痛により、運動できなかったため。また、昼食をとらず、夕食を多くとっていたため。※入院あり

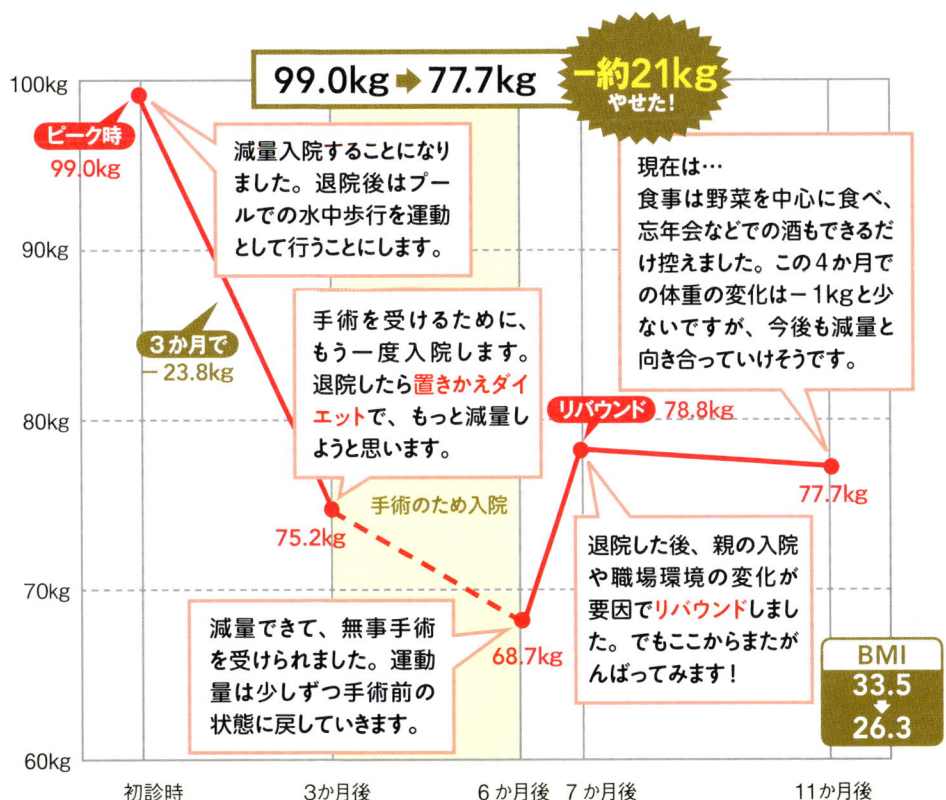

99.0kg → 77.7kg －約21kgやせた！

- ピーク時 99.0kg
- 減量入院することになりました。退院後はプールでの水中歩行を運動として行うことにします。
- 3か月で －23.8kg
- 75.2kg　手術を受けるために、もう一度入院します。退院したら置きかえダイエットで、もっと減量しようと思います。
- 手術のため入院
- 68.7kg　減量できて、無事手術を受けられました。運動量は少しずつ手術前の状態に戻していきます。
- リバウンド 78.8kg
- 77.7kg　退院した後、親の入院や職場環境の変化が要因でリバウンドしました。でもここからまたがんばってみます！
- 現在は…食事は野菜を中心に食べ、忘年会などでの酒もできるだけ控えました。この4か月での体重の変化は－1kgと少ないですが、今後も減量と向き合っていけそうです。
- BMI 33.5 → 26.3

（初診時／3か月後／6か月後／7か月後／11か月後）

材料別INDEX

今日の「やせるレシピ」は何作る?
おうちにある食材から考えてみましょう。

肉

● 牛肉
- 87 牛すじ入り和風カレー
- 67 ごぼう入り牛丼

● 豚肉
- 82 揚げないサクサクとんかつ
- 27 サンラータン
- 25 マスタード風味の豚野菜丼
- 51 野菜たっぷり寄せ鍋

● 鶏肉
- 84 揚げないカリカリから揚げ
- 75 あさりと鶏のあっさりめん
- 29 オムライスのトマトソースがけ
- 88 根菜たっぷりカレー
- 66 酢鶏丼
- 25 筑前煮
- 47 鶏肉と野菜の豆乳シチュー
- 68 ピリ辛きんぴら丼
- 41 ほうれんそうカレー

● ひき肉
- 31 彩りビビンバ丼
- 86 キーマカレー グリル野菜添え
- 70 トマトミートスパゲッティ
- 33 鶏つくねの照り焼き
- 74 春雨タンタンメン
- 82 焼きコロッケ

● ウインナー、ハム
- 35 あっさりポテトサラダ
- 54 ウインナーのトマト煮プレート
- 71 スパゲッティカルボナーラ
- 39 チンゲン菜のスープ
- 90 豆腐となすのラザニア風
- 45 トマトスープ
- 47 白菜とりんごのサラダ

魚介

- 75 あさりと鶏のあっさりめん
- 25 いかと野菜のガーリックマリネ
- 73 海鮮あんかけ焼きそば
- 31 海鮮ギョーザ スープ仕立て
- 39 かじきソテー丼
- 43 京風おでん
- 27 魚介のオイスターソース炒め
- 72 小松菜とツナのスパゲッティ
- 90 さけの豆乳グラタン
- 37 さけのホイルチャンチャン焼き
- 45 シーフードドリア
- 69 シーフードの炊き込みピラフ
- 89 大豆入りシーフードカレー
- 35 ブイヤベース
- 84 ポテトガレットピザ
- 55 焼き魚とおひたし定食
- 33 野菜たっぷりサラダずし
- 49 和風ジャージャーめん

野菜

● 青じそ
- 33 鶏つくねの照り焼き
- 49 なすとキャベツのさっぱりあえ
- 33 野菜たっぷりサラダずし

● 枝豆(冷凍)
- 33 具だくさんおすまし

● オクラ、ししとう
- 86 キーマカレー グリル野菜添え
- 25 マスタード風味の豚野菜丼

● 貝割れ大根
- 39 かじきソテー丼

● かぼちゃ
- 88 根菜たっぷりカレー
- 90 さけの豆乳グラタン
- 43 蒸し野菜とピクルスのサラダ

● カリフラワー
- 77 カリフラワーとりんごの白いドレッシング
- 88 根菜たっぷりカレー
- 47 鶏肉と野菜の豆乳シチュー
- 43 蒸し野菜とピクルスのサラダ

● 絹さや、さやいんげん、スナップえんどう
- 27 魚介のオイスターソース炒め
- 31 トマトとスナップえんどうのサラダ
- 68 ピリ辛きんぴら丼

● きのこ
(えのきたけ、エリンギ、しいたけ、しめじ、まいたけ)
- 29 オムライスのトマトソースがけ
- 31 海鮮ギョーザ スープ仕立て
- 86 キーマカレー グリル野菜添え
- 64 きのこたっぷりカレー丼
- 43 京風おでん
- 27 魚介のオイスターソース炒め
- 33 具だくさんおすまし
- 90 さけの豆乳グラタン
- 37 さけのホイルチャンチャン焼き
- 45 シーフードドリア
- 66 酢鶏丼
- 71 スパゲッティカルボナーラ
- 39 チンゲン菜のスープ
- 47 鶏肉と野菜の豆乳シチュー
- 41 ほうれんそうカレー
- 25 マスタード風味の豚野菜丼
- 51 野菜たっぷり寄せ鍋

● キャベツ、紫キャベツ
- 55 コンソメスーププレート
- 37 さけのホイルチャンチャン焼き
- 49 なすとキャベツのさっぱりあえ
- 43 蒸し野菜とピクルスのサラダ
- 53 目玉焼きと野菜ソテー定食

● きゅうり
- 35 あっさりポテトサラダ
- 25 いかと野菜のガーリックマリネ
- 39 きゅうりの梅肉あえ
- 51 コロコロ野菜と豆のサラダ
- 51 三色サラダ
- 49 スティックサラダ ツナディップ添え
- 49 なすとキャベツのさっぱりあえ
- 47 白菜とりんごのサラダ
- 33 野菜たっぷりサラダずし
- 53 ゆで卵とサラダプレート

● 九条、長ねぎ
- 75 あさりと鶏のあっさりめん
- 31 海鮮ギョーザ スープ仕立て
- 86 キーマカレー グリル野菜添え
- 33 鶏つくねの照り焼き
- 74 春雨タンタンメン
- 68 ピリ辛きんぴら丼
- 25 マスタード風味の豚野菜丼
- 51 野菜たっぷり寄せ鍋

● グリーンアスパラガス
- 47 鶏肉と野菜の豆乳シチュー

● グリーンピース
- 25 筑前煮

● ごぼう
- 43 きんぴらのり巻き
- 67 ごぼう入り牛丼
- 29 ごぼうのポタージュ
- 88 根菜たっぷりカレー
- 25 筑前煮
- 68 ピリ辛きんぴら丼
- 51 野菜たっぷり寄せ鍋

● 小松菜、春菊、チンゲン菜、水菜
- 75 あさりと鶏のあっさりめん
- 39 かじきソテー丼
- 72 小松菜とツナのスパゲッティ
- 39 チンゲン菜のスープ
- 41 パリパリサラダ
- 74 春雨タンタンメン
- 43 蒸し野菜とピクルスのサラダ
- 55 焼き魚とおひたし定食
- 51 野菜たっぷり寄せ鍋
- 53 ゆで卵とサラダプレート

94

● **さつまいも**
37 ごろごろ野菜の汁もの

● **サラダほうれんそう、ほうれんそう**
31 彩りビビンバ丼
90 さけの豆乳グラタン
41 ほうれんそうカレー
77 ほうれんそうとキウイの
　緑のドレッシング
29 ほうれんそうのサラダ
33 野菜たっぷりサラダずし

● **じゃがいも**
35 あっさりポテトサラダ
84 ポテトガレットピザ
82 焼きコロッケ

● **ズッキーニ**
86 キーマカレー グリル野菜添え
90 豆腐となすのラザニア風
35 ブイヤベース

● **セロリ**
45 コロコロ野菜と豆のサラダ
49 スティックサラダ
　ツナディップ添え

● **大根**
39 かじきソテー丼
87 牛すじ入り和風カレー
43 京風おでん
45 コロコロ野菜と豆のサラダ
37 ごろごろ野菜の汁もの
51 三色なます
25 筑前煮
41 パリパリサラダ
53 目玉焼きと野菜ソテー定食

● **たけのこ（ゆでたけのこ）**
31 彩りビビンバ丼
29 オムライスのトマトソースがけ
73 海鮮あんかけ焼きそば
86 キーマカレー グリル野菜添え
64 きのこたっぷりカレー丼
27 サンラータン
66 酢鶏丼
49 和風ジャージャーめん

● **玉ねぎ**
35 あっさりポテトサラダ
25 いかと野菜のガーリックマリネ
54 ウインナーのトマト煮プレート
29 オムライスのトマトソースがけ
86 キーマカレー グリル野菜添え
64 きのこたっぷりカレー丼
87 牛すじ入り和風カレー
67 ごぼう入り牛丼

29 ごぼうのポタージュ
72 小松菜とツナのスパゲッティ
88 根菜たっぷりカレー
55 コンソメスーププレート
90 さけの豆乳グラタン
37 さけのホイルチャンチャン焼き
45 シーフードドリア
54 スクランブルエッグプレート
66 酢鶏丼
71 スパゲッティカルボナーラ
89 大豆入りシーフードカレー
45 トマトスープ
31 トマトとスナップえんどうの
　サラダ
70 トマトミートスパゲッティ
47 鶏肉と野菜の豆乳シチュー
35 ブイヤベース
41 ほうれんそうカレー
84 ポテトガレットピザ
82 焼きコロッケ

● **トマト、プチトマト**
25 いかと野菜のガーリックマリネ
45 シーフードドリア
31 トマトとスナップえんどうの
　サラダ
76 トマトとにんじんの
　赤いドレッシング
33 野菜たっぷりサラダずし
53 ゆで卵とサラダプレート

● **なす**
54 ウインナーのトマト煮プレート
29 オムライスのトマトソースがけ
86 キーマカレー グリル野菜添え
90 豆腐となすのラザニア風
49 なすとキャベツのさっぱりあえ
35 ブイヤベース
41 ほうれんそうカレー
25 マスタード風味の豚野菜丼

● **にら**
31 海鮮ギョーザ スープ仕立て

● **にんじん**
31 彩りビビンバ丼
54 ウインナーのトマト煮プレート
73 海鮮あんかけ焼きそば
87 牛すじ入り和風カレー
43 京風おでん
27 魚介のオイスターソース炒め
43 きんぴらのり巻き
72 小松菜とツナのスパゲッティ
45 コロコロ野菜と豆のサラダ
37 ごろごろ野菜の汁もの
88 根菜たっぷりカレー
55 コンソメスーププレート
51 三色なます

54 スクランブルエッグプレート
49 スティックサラダ
　ツナディップ添え
66 酢鶏丼
25 筑前煮
45 トマトスープ
76 トマトとにんじんの
　赤いドレッシング
47 鶏肉と野菜の豆乳シチュー
41 パリパリサラダ
68 ピリ辛きんぴら丼
35 ブイヤベース
53 目玉焼きと野菜ソテー定食
55 焼き魚とおひたし定食
51 野菜たっぷり寄せ鍋
49 和風ジャージャーめん

● **白菜**
73 海鮮あんかけ焼きそば
31 海鮮ギョーザ スープ仕立て
47 白菜とりんごのサラダ
55 焼き魚とおひたし定食
51 野菜たっぷり寄せ鍋

● **パプリカ、ピーマン**
75 あさりと鶏のあっさりめん
25 いかと野菜のガーリックマリネ
39 かじきソテー丼
86 キーマカレー グリル野菜添え
37 さけのホイルチャンチャン焼き
27 サンラータン
66 酢鶏丼
41 パリパリサラダ
84 ポテトガレットピザ
53 目玉焼きと野菜ソテー定食
49 和風ジャージャーめん

● **豆もやし、もやし**
31 彩りビビンバ丼
73 海鮮あんかけ焼きそば
39 チンゲン菜のスープ
74 春雨タンタンメン

● **みつば**
53 目玉焼きと野菜ソテー定食

● **みょうが**
49 なすとキャベツのさっぱりあえ
33 野菜たっぷりサラダずし

● **レタス**
33 野菜たっぷりサラダずし

● **れんこん**
87 牛すじ入り和風カレー
33 鶏つくねの照り焼き
47 鶏肉と野菜の豆乳シチュー
25 マスタード風味の豚野菜丼

95

くだもの
（オレンジ、キウイ、パイナップル、バナナ、ぶどう、メロン、りんご）
- 54 ウインナーのトマト煮プレート
- 77 カリフラワーとりんごの白いドレッシング
- 55 コンソメスーププレート
- 54 スクランブルエッグプレート
- 47 白菜とりんごのサラダ
- 77 ほうれんそうとキウイの緑のドレッシング
- 53 目玉焼きと野菜ソテー定食
- 55 焼き魚とおひたし定食
- 53 ゆで卵とサラダプレート

ごはん、パン、めん
- 31 彩りビビンバ丼
- 29 オムライスのトマトソースがけ
- 73 海鮮あんかけ焼きそば
- 39 かじきソテー丼
- 86 キーマカレー グリル野菜添え
- 64 きのこたっぷりカレー丼
- 87 牛すじ入り和風カレー
- 43 きんぴらのり巻き
- 67 ごぼう入り牛丼
- 72 小松菜とツナのスパゲッティ
- 88 根菜たっぷりカレー
- 37 雑穀ごはん
- 45 シーフードドリア
- 69 シーフードの炊き込みピラフ
- 66 酢鶏丼
- 71 スパゲッティカルボナーラ
- 35 ターメリックライス
- 89 大豆入りシーフードカレー
- 70 トマトミートスパゲッティ
- 47 パセリライス
- 68 ピリ辛きんぴら丼
- 41 ほうれんそうカレー
- 25 マスタード風味の豚野菜丼
- 33 野菜たっぷりサラダずし
- 49 和風ジャージャーめん

大豆、大豆製品
（油揚げ、おから、きなこ、豆腐）
- 31 彩りビビンバ丼
- 29 オムライスのトマトソースがけ
- 64 きのこたっぷりカレー丼
- 43 京風おでん
- 33 具だくさんおすまし
- 62 ココアクッキー
- 37 ごろごろ野菜の汁もの
- 89 大豆入りシーフードカレー
- 61 豆腐アイスクリーム
- 90 豆腐となすのラザニア風
- 49 なすとキャベツのさっぱりあえ

- 61 抹茶豆乳プリン
- 62 みたらしだんご
- 51 野菜たっぷり寄せ鍋

卵
- 82 揚げないサクサクとんかつ
- 29 オムライスのトマトソースがけ
- 27 サンラータン
- 54 スクランブルエッグプレート
- 71 スパゲッティカルボナーラ
- 61 豆腐アイスクリーム
- 33 鶏つくねの照り焼き
- 60 ベイクドチーズケーキ
- 53 目玉焼きと野菜ソテー定食
- 33 野菜たっぷりサラダずし
- 53 ゆで卵とサラダプレート

缶詰
（カットトマト、ツナ、ホールコーン、レッドキドニービーンズ）
- 29 オムライスのトマトソースがけ
- 86 キーマカレー グリル野菜添え
- 72 小松菜とツナのスパゲッティ
- 45 コロコロ野菜と豆のサラダ
- 37 さけのホイルチャンチャン焼き
- 49 スティックサラダ ツナディップ添え
- 90 豆腐となすのラザニア風
- 45 トマトスープ
- 70 トマトミートスパゲッティ
- 35 ブイヤベース

その他
● かに風味かまぼこ
- 33 具だくさんおすまし

● 乾物
（かんぴょう、きくらげ、昆布巻き、春雨、干ししいたけ、焼きのり）
- 75 あさりと鶏のあっさりめん
- 73 海鮮あんかけ焼きそば
- 43 京風おでん
- 43 きんぴらのり巻き
- 33 具だくさんおすまし
- 37 ごろごろ野菜の汁もの
- 27 サンラータン
- 74 春雨タンタンメン
- 29 ほうれんそうのサラダ

● ギョーザの皮
- 31 海鮮ギョーザ スープ仕立て

● こんにゃく、しらたき、つきこんにゃく
- 31 彩りビビンバ丼
- 29 オムライスのトマトソースがけ

- 39 かじきソテー丼
- 43 京風おでん
- 33 具だくさんおすまし
- 67 ごぼう入り牛丼
- 37 ごろごろ野菜の汁もの
- 45 シーフードドリア
- 25 筑前煮
- 68 ピリ辛きんぴら丼
- 25 マスタード風味の豚野菜丼

● 山菜ミックス（水煮）、ぜんまい（水煮）
- 31 彩りビビンバ丼
- 43 京風おでん

● 白玉粉
- 62 みたらしだんご

● ちりめんじゃこ
- 39 きゅうりの梅肉あえ

● 乳製品（チーズ、ヨーグルト）
- 77 カリフラワーとりんごの白いドレッシング
- 55 コンソメスーププレート
- 45 シーフードドリア
- 49 スティックサラダ ツナディップ添え
- 60 ベイクドチーズケーキ
- 29 ほうれんそうのサラダ
- 84 ポテトガレットピザ
- 53 目玉焼きと野菜ソテー定食
- 55 焼き魚とおひたし定食

● ぶぶあられ
- 84 揚げないカリカリから揚げ

● ミックスベジタブル（冷凍）
- 69 シーフードの炊き込みピラフ

メタボ外来考案 ダイエットノート

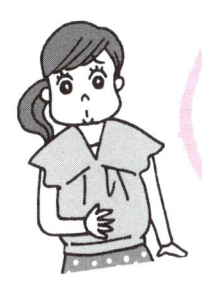

宣言

私はダイエットノートを今日から始めます。
あきらめず、目標に向かってがんばります！

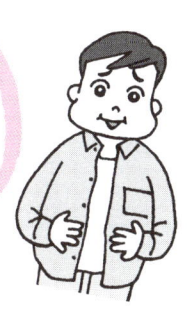

名前

　　　　　　　　　　　　　　　　年　　　月　　　日

今までの私は…

1 _____ だったから、やせられなかった。

2 _____ だったから、やせられなかった。

3 _____ だったから、やせられなかった。

目標

3か月で _____ kg減らします！

つまり、_____ kg目指します！

具体的に…

1 これからは_____を（する・しない）

2 これからは_____を（する・しない）

3 これからは_____を（する・しない）

ノート記入例

このノートを記入し、日々の生活習慣や体重の変化などをきちんと把握することで、必ずメタボは改善します。
この記入例を参考にしながら、さっそく書いてみましょう。

毎日の食事日記

	月 4月12日	火 4月13日	水 4月14日	木 4月15日	金 月 日	土 月 日	日 月 日
朝食	トースト1枚（ジャム・バター）コーヒー1杯	ごはん1杯 あじ½びき カフェオレ	ヨーグルト（バナナ リンゴ）	トースト1枚 ハムエッグ オレンジジュース	食べたもの、飲んだものを記録する		
間食			コーヒー		間食も忘れずに書く		
昼食	ラーメン 缶コーヒー	チャーハン（ウインナー にんじん ピーマン 卵）	弁当（ハンバーグ 煮もの サラダ ごはん）	コーヒー			
間食		コーヒー	チョコレート 2個	ケーキ 1個	Q.もしも書き忘れたら？ A.あまり気にせず、また次の日から書きましょう。1日空いてしまったからといって、記入をあきらめてしまわないことが肝心です。		
夕食	ごはん1杯 冷やっこ 唐揚げ3個	ごはん（半分）豚汁 ほうれんそうのおひたし	刺身 鶏の中華炒め サラダ デザート	ごはん1杯 きゅうりとわかめの酢のもの みそ汁			
間食	みかん1個						
感想	野菜が少なく、バランスの悪い食事となった	間食をがまんできた。野菜をたくさんとれた	今日は送別会だったけど、揚げものは控え、シメのラーメンはがまんした	昼食の時間にとれず、16時頃間食。夕食の時間も遅くなってしまった	1日のまとめをメモしておく		

100

メタボを解消するには…毎日記録し続けることが大切です！

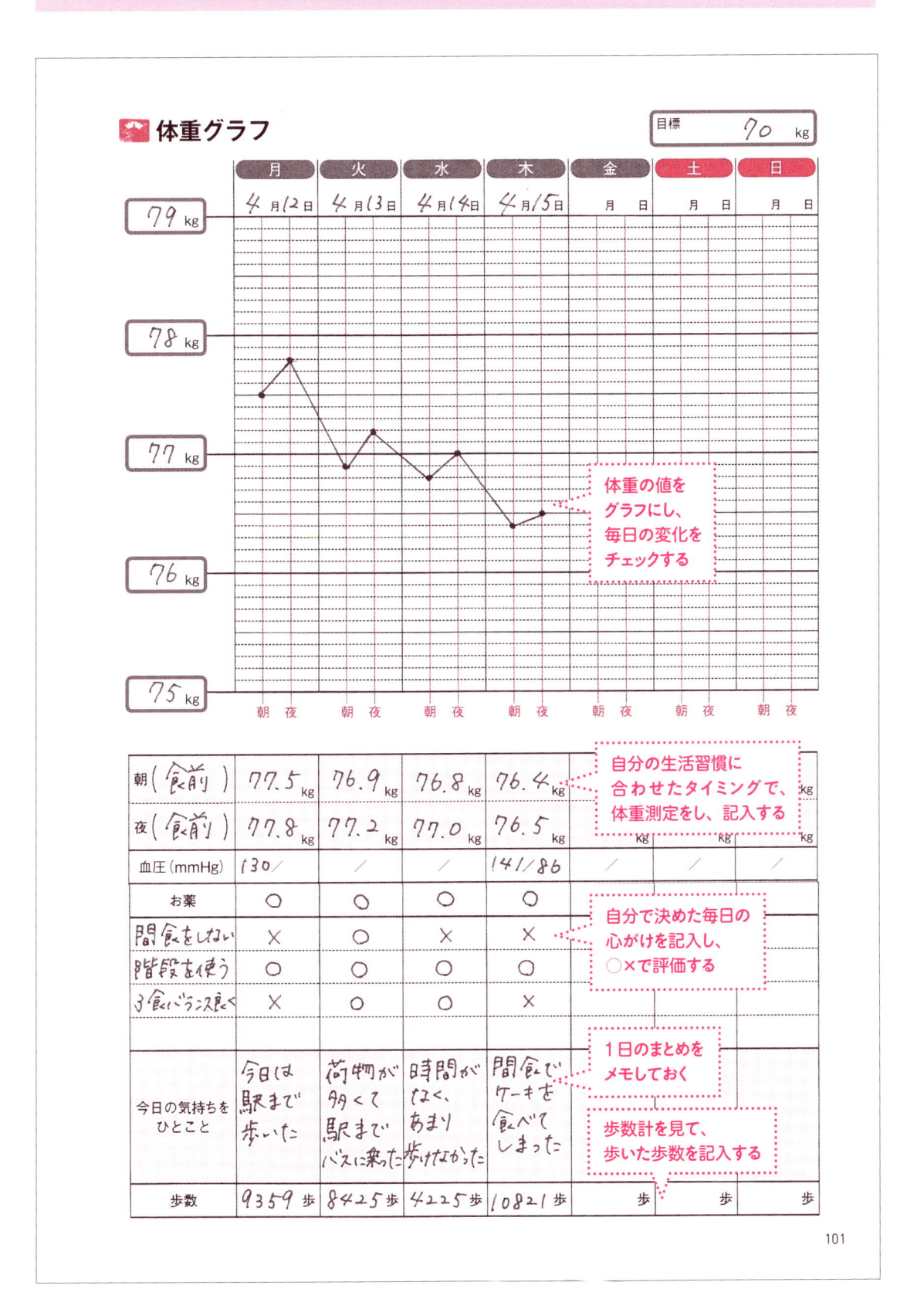

体重グラフ

目標 70 kg

	月	火	水	木	金	土	日
	4月12日	4月13日	4月14日	4月15日	月 日	月 日	月 日

（グラフ：79kg〜75kgの範囲で4/12〜4/15の体重推移を表示）

> 体重の値をグラフにし、毎日の変化をチェックする

	月	火	水	木	金	土	日
朝（食前）	77.5 kg	76.9 kg	76.8 kg	76.4 kg	kg	kg	kg
夜（食前）	77.8 kg	77.2 kg	77.0 kg	76.5 kg	kg	kg	kg
血圧(mmHg)	130/	/	/	141/86	/	/	/
お薬	○	○	○	○			
間食をしない	×	○	×	×			
階段を使う	○	○	○	○			
3食バランス良く	×	○	○	×			
今日の気持ちをひとこと	今日は駅まで歩いた	荷物が多くて駅までバスに乗った	時間がなく、あまり歩けなかった	間食でケーキを食べてしまった			
歩数	9359歩	8425歩	4225歩	10821歩	歩	歩	歩

> 自分の生活習慣に合わせたタイミングで、体重測定をし、記入する

> 自分で決めた毎日の心がけを記入し、○×で評価する

> 1日のまとめをメモしておく

> 歩数計を見て、歩いた歩数を記入する

毎日の食事日記

	月	火	水	木	金	土	日
	月 日	月 日	月 日	月 日	月 日	月 日	月 日
朝食							
間食							
昼食							
間食							
夕食							
間食							
感想							

体重グラフ

目標 ____ kg

	月	火	水	木	金	土	日
	月 日	月 日	月 日	月 日	月 日	月 日	月 日

____ kg

____ kg

____ kg

____ kg

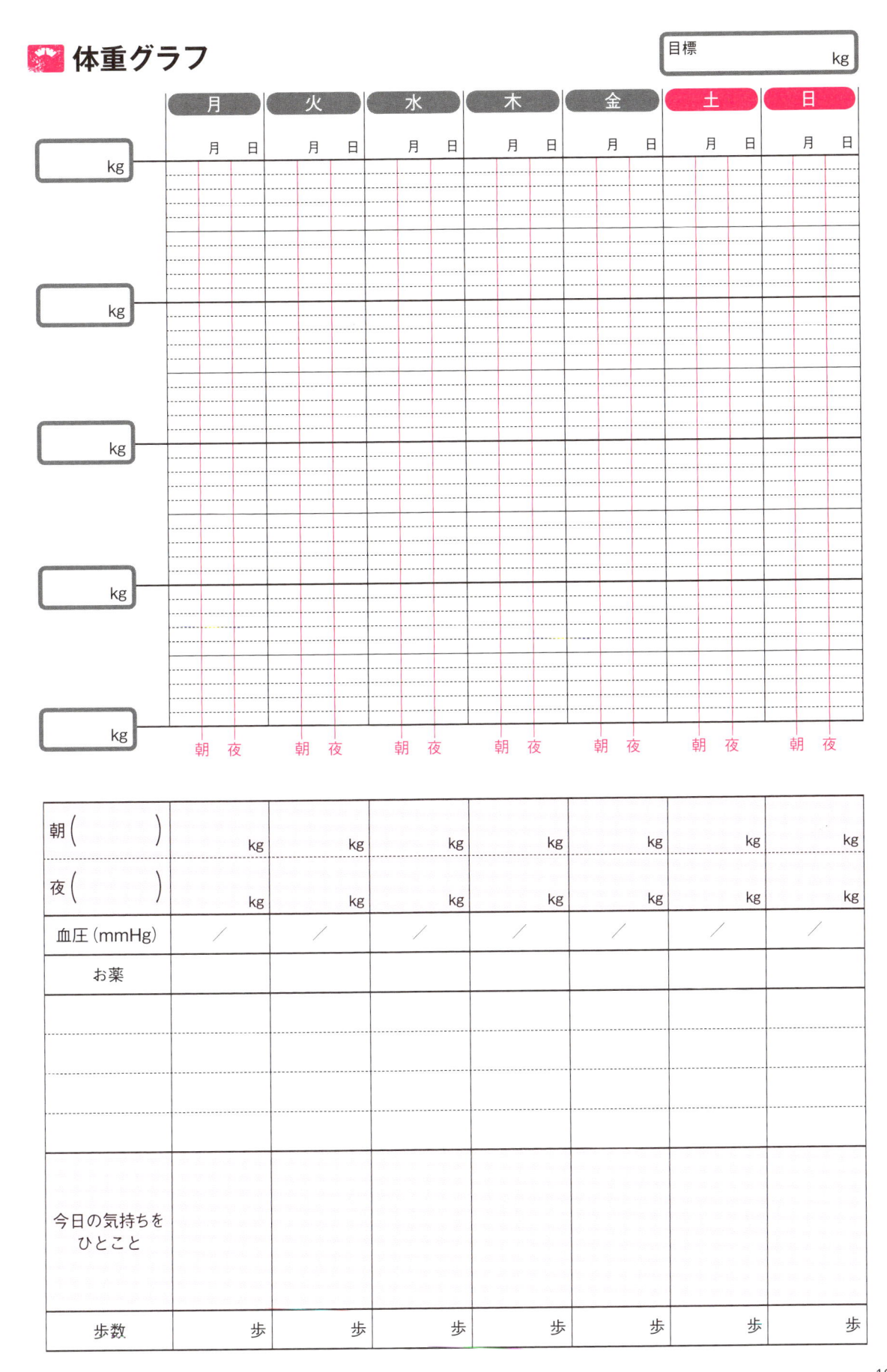

____ kg

朝 夜 / 朝 夜 / 朝 夜 / 朝 夜 / 朝 夜 / 朝 夜 / 朝 夜

朝 (　　)	kg	kg	kg	kg	kg	kg	kg
夜 (　　)	kg	kg	kg	kg	kg	kg	kg
血圧 (mmHg)	/	/	/	/	/	/	/
お薬							
今日の気持ちを ひとこと							
歩数	歩	歩	歩	歩	歩	歩	歩

🍴 毎日の食事日記

	月 月 日	火 月 日	水 月 日	木 月 日	金 月 日	土 月 日	日 月 日
朝食							
間食							
昼食							
間食							
夕食							
間食							
感想							

体重グラフ

目標　　　kg

	月	火	水	木	金	土	日
	月　日	月　日	月　日	月　日	月　日	月　日	月　日

kg

kg

kg

kg

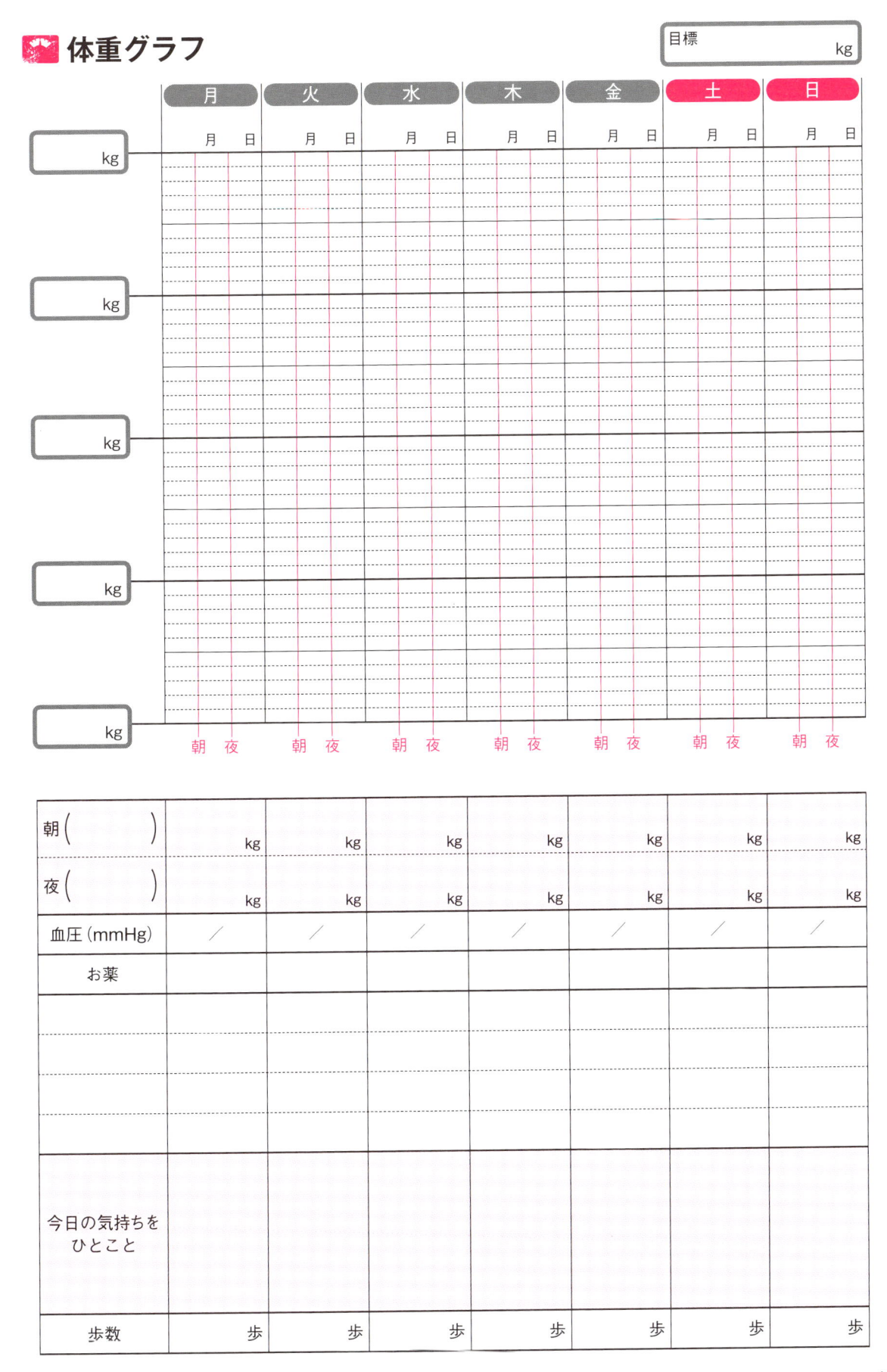

kg

朝　夜　　朝　夜　　朝　夜　　朝　夜　　朝　夜　　朝　夜　　朝　夜

朝（　　）	kg	kg	kg	kg	kg	kg	kg
夜（　　）	kg	kg	kg	kg	kg	kg	kg
血圧 (mmHg)	／	／	／	／	／	／	／
お薬							
今日の気持ちを ひとこと							
歩数	歩	歩	歩	歩	歩	歩	歩

🍴 毎日の食事日記

	月 月 日	火 月 日	水 月 日	木 月 日	金 月 日	土 月 日	日 月 日
朝食							
間食							
昼食							
間食							
夕食							
間食							
感想							

体重グラフ

目標　　　　kg

	月	火	水	木	金	土	日
	月　日	月　日	月　日	月　日	月　日	月　日	月　日

kg

kg

kg

kg

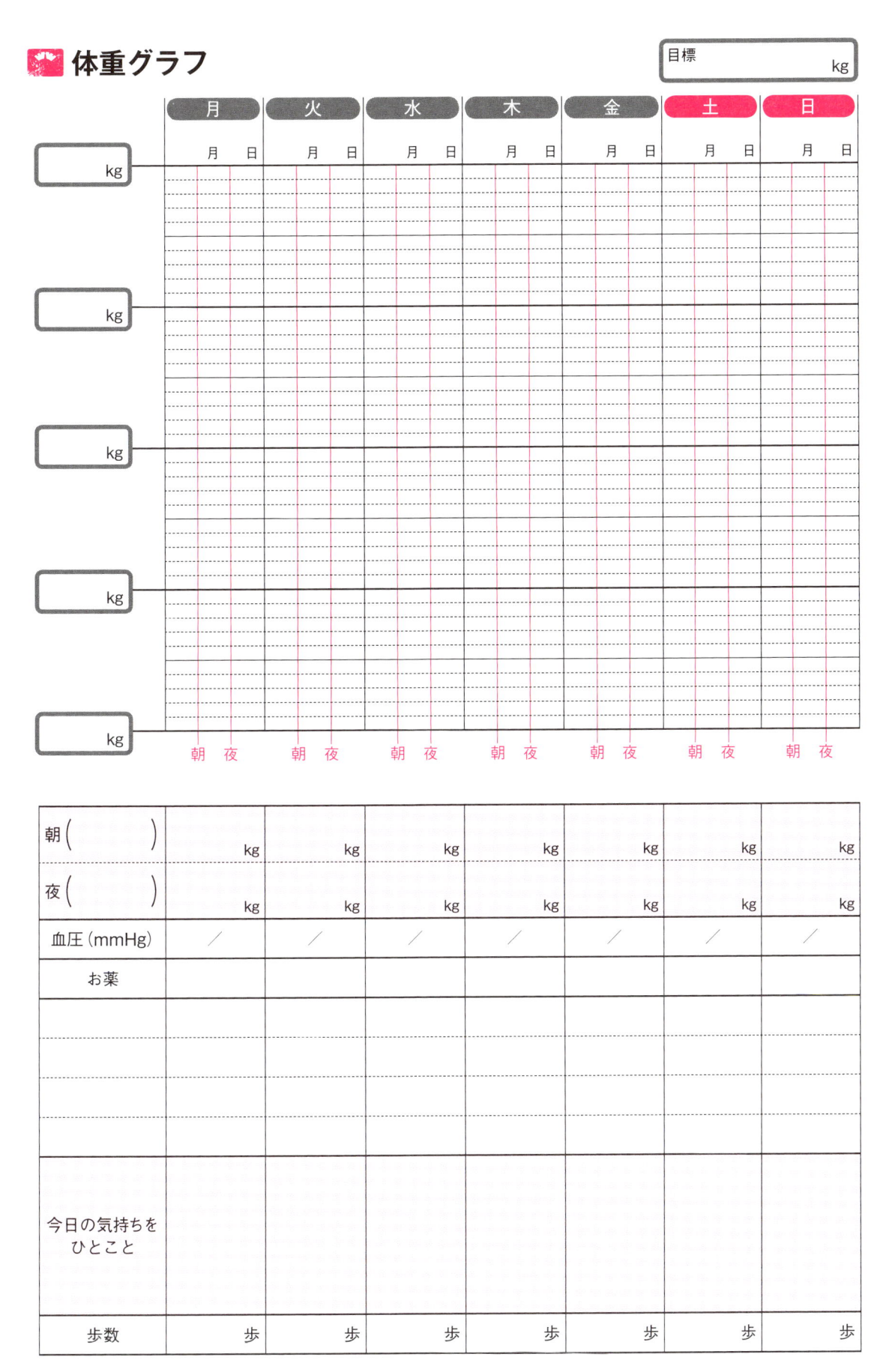

kg

朝　夜　　朝　夜　　朝　夜　　朝　夜　　朝　夜　　朝　夜　　朝　夜

朝（　　）	kg	kg	kg	kg	kg	kg	kg
夜（　　）	kg	kg	kg	kg	kg	kg	kg
血圧（mmHg）	／	／	／	／	／	／	／
お薬							
今日の気持ちをひとこと							
歩数	歩	歩	歩	歩	歩	歩	歩

🍴 毎日の食事日記

	月	火	水	木	金	土	日
	月 日	月 日	月 日	月 日	月 日	月 日	月 日
朝食							
間食							
昼食							
間食							
夕食							
間食							
感想							

体重グラフ

目標　　　　kg

	月	火	水	木	金	土	日
	月　日	月　日	月　日	月　日	月　日	月　日	月　日

kg

kg

kg

kg

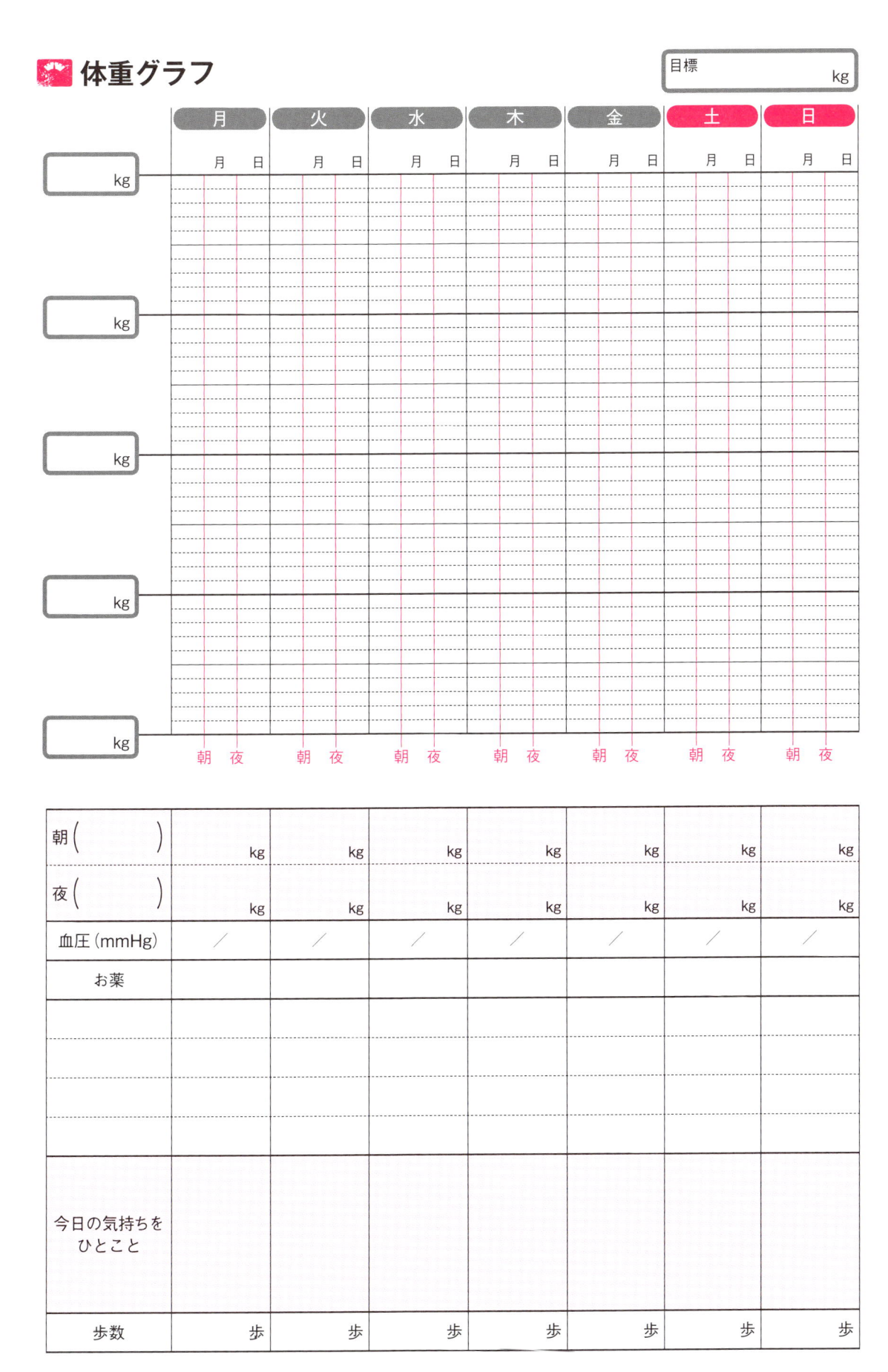

kg

朝　夜　　朝　夜　　朝　夜　　朝　夜　　朝　夜　　朝　夜　　朝　夜

朝（　　）	kg	kg	kg	kg	kg	kg	kg
夜（　　）	kg	kg	kg	kg	kg	kg	kg
血圧（mmHg）	／	／	／	／	／	／	／
お薬							
今日の気持ちを ひとこと							
歩数	歩	歩	歩	歩	歩	歩	歩

🍴 毎日の食事日記

	月 月　日	火 月　日	水 月　日	木 月　日	金 月　日	土 月　日	日 月　日
朝食							
間食							
昼食							
間食							
夕食							
間食							
感想							

体重グラフ

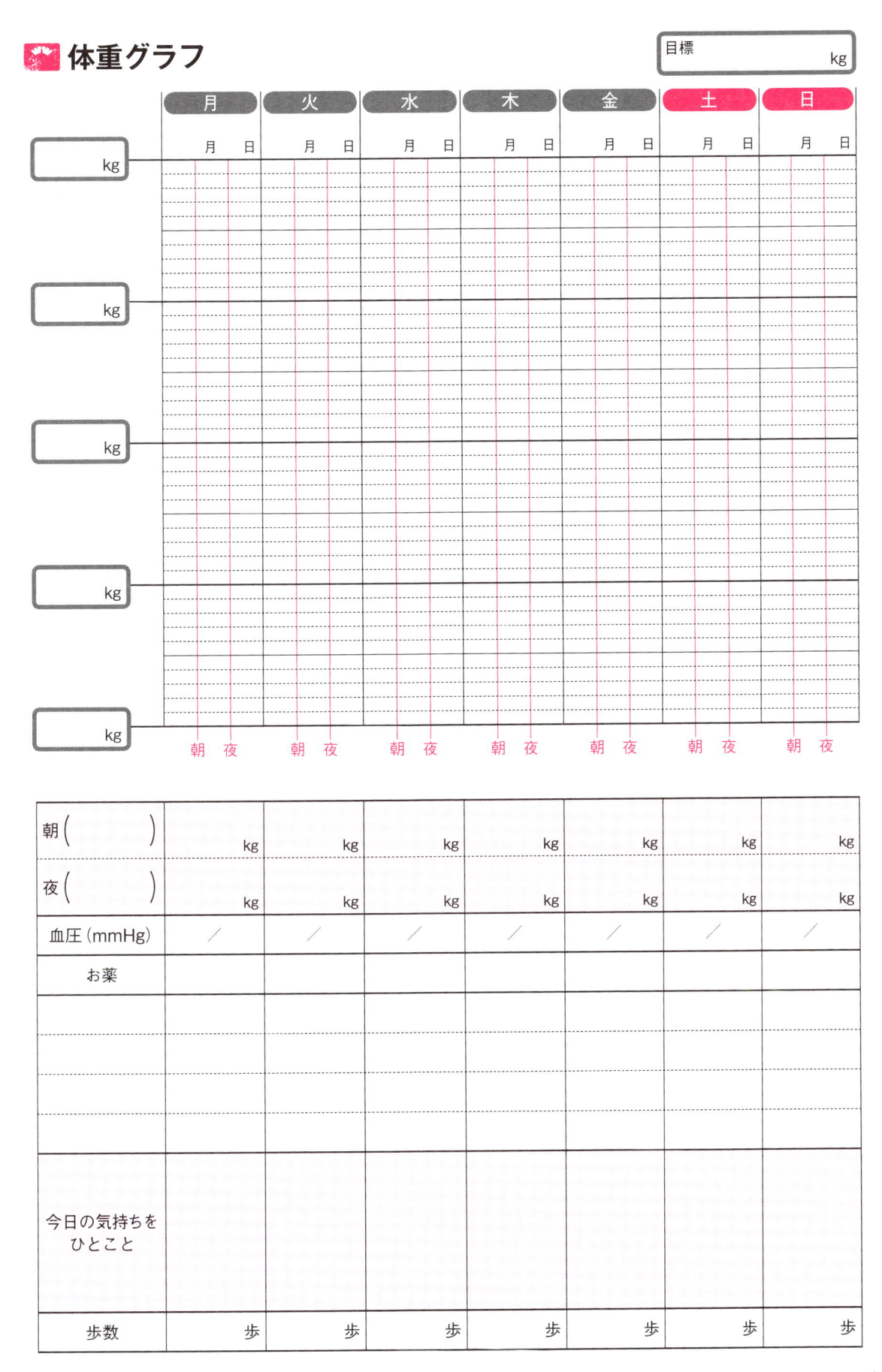

目標　　　kg

	月	火	水	木	金	土	日
	月　日	月　日	月　日	月　日	月　日	月　日	月　日

kg

kg

kg

kg

kg

朝　夜　　朝　夜　　朝　夜　　朝　夜　　朝　夜　　朝　夜　　朝　夜

朝（　　）	kg	kg	kg	kg	kg	kg	kg
夜（　　）	kg	kg	kg	kg	kg	kg	kg
血圧（mmHg）	/	/	/	/	/	/	/
お薬							
今日の気持ちを ひとこと							
歩数	歩	歩	歩	歩	歩	歩	歩

毎日の食事日記

	月	火	水	木	金	土	日
	月　日	月　日	月　日	月　日	月　日	月　日	月　日
朝食							
間食							
昼食							
間食							
夕食							
間食							
感想							

体重グラフ

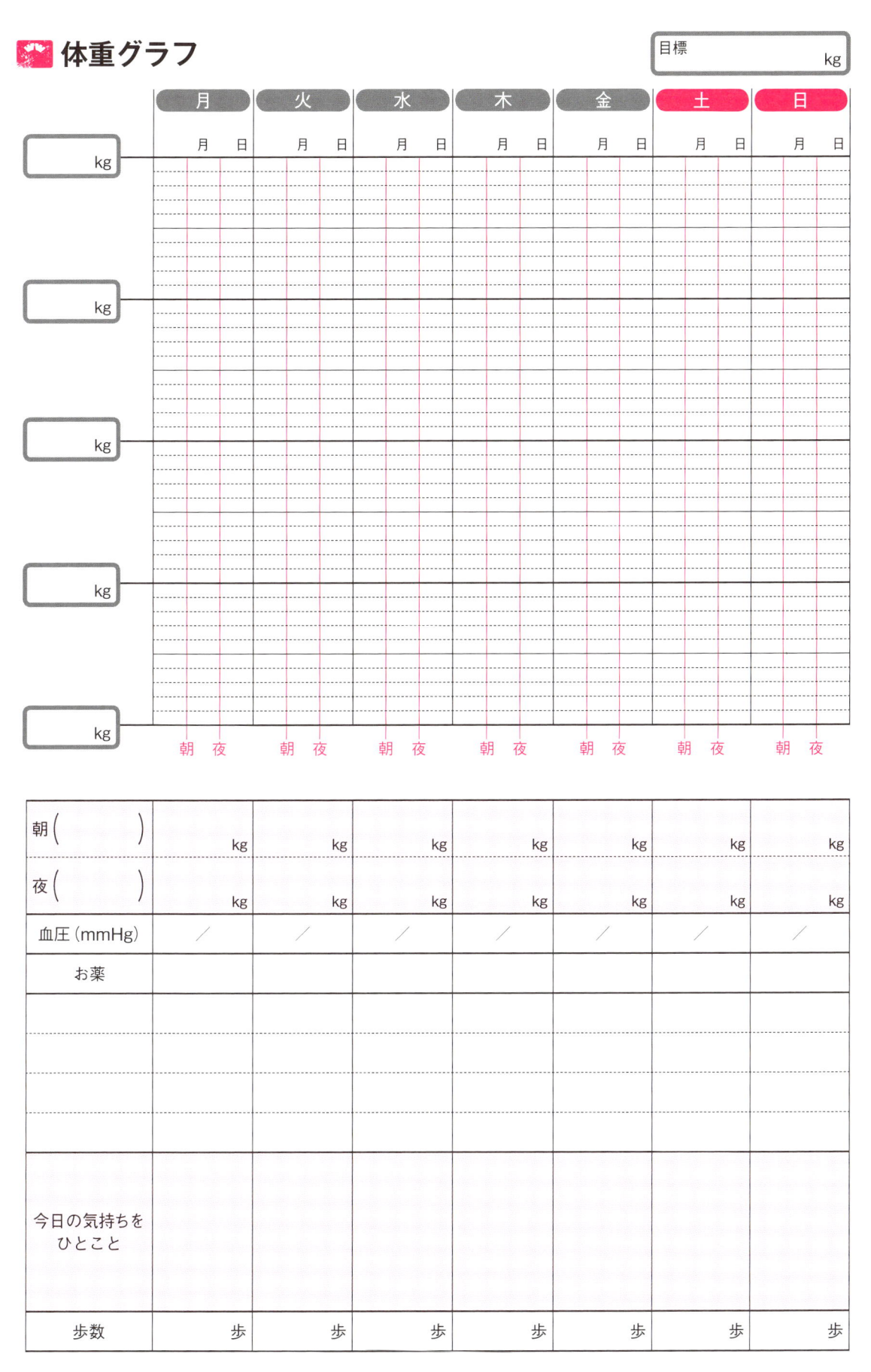

目標　　　　kg

	月	火	水	木	金	土	日
	月　日	月　日	月　日	月　日	月　日	月　日	月　日

kg

kg

kg

kg

kg

朝　夜　朝　夜　朝　夜　朝　夜　朝　夜　朝　夜　朝　夜

朝（　　　）	kg	kg	kg	kg	kg	kg	kg
夜（　　　）	kg	kg	kg	kg	kg	kg	kg
血圧（mmHg）	／	／	／	／	／	／	／
お薬							
今日の気持ちを ひとこと							
歩数	歩	歩	歩	歩	歩	歩	歩

毎日の食事日記

	月	火	水	木	金	土	日
	月　日	月　日	月　日	月　日	月　日	月　日	月　日
朝食							
間食							
昼食							
間食							
夕食							
間食							
感想							

体重グラフ

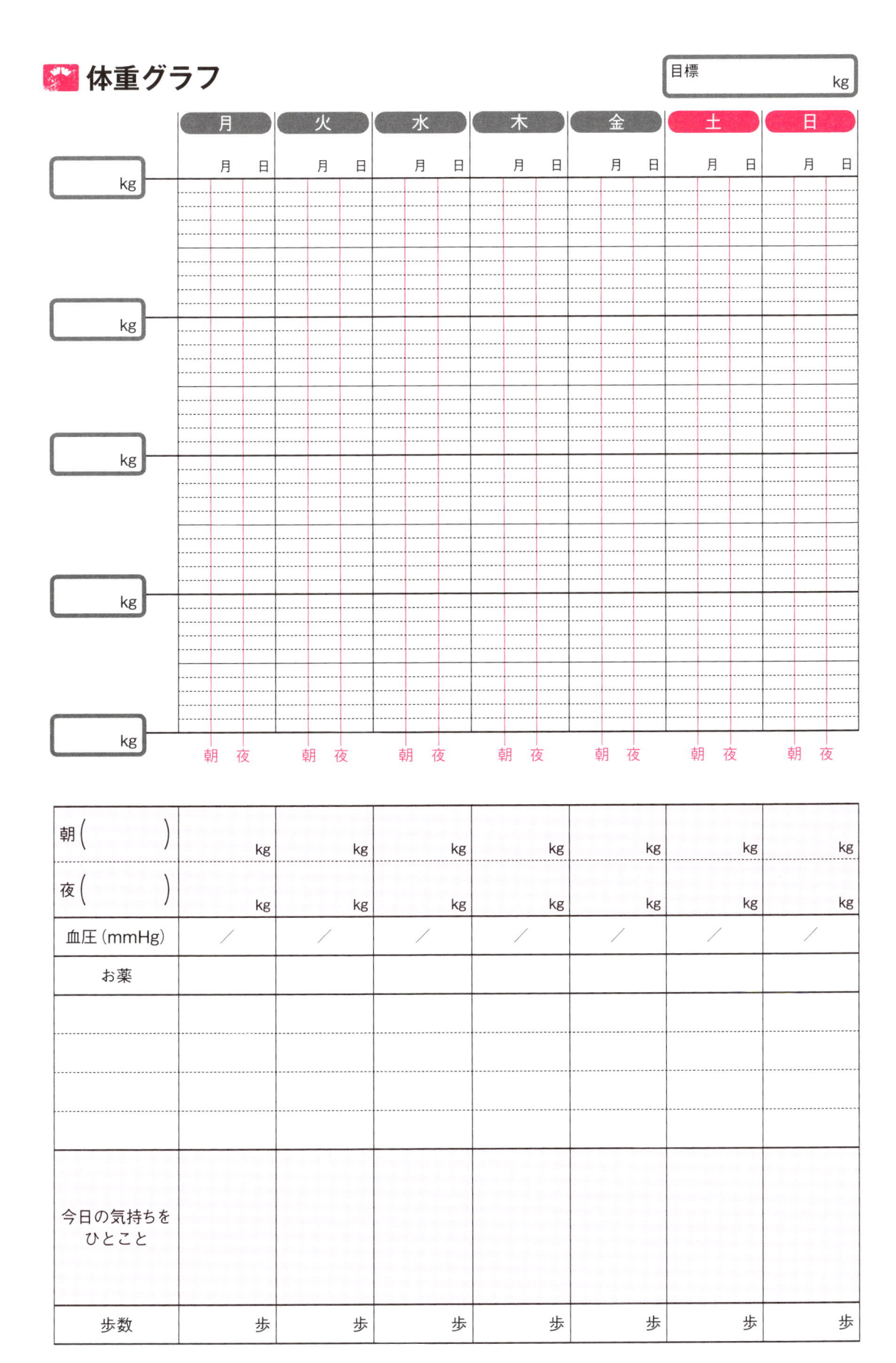

目標　　　　kg

	月	火	水	木	金	土	日
	月　日	月　日	月　日	月　日	月　日	月　日	月　日

kg

kg

kg

kg

kg

朝　夜　朝　夜　朝　夜　朝　夜　朝　夜　朝　夜　朝　夜

朝（　　）	kg	kg	kg	kg	kg	kg	kg
夜（　　）	kg	kg	kg	kg	kg	kg	kg
血圧 (mmHg)	／	／	／	／	／	／	／
お薬							
今日の気持ちを ひとこと							
歩数	歩	歩	歩	歩	歩	歩	歩

🍴 毎日の食事日記

	月	火	水	木	金	土	日
	月　日	月　日	月　日	月　日	月　日	月　日	月　日
朝食							
間食							
昼食							
間食							
夕食							
間食							
感想							

体重グラフ

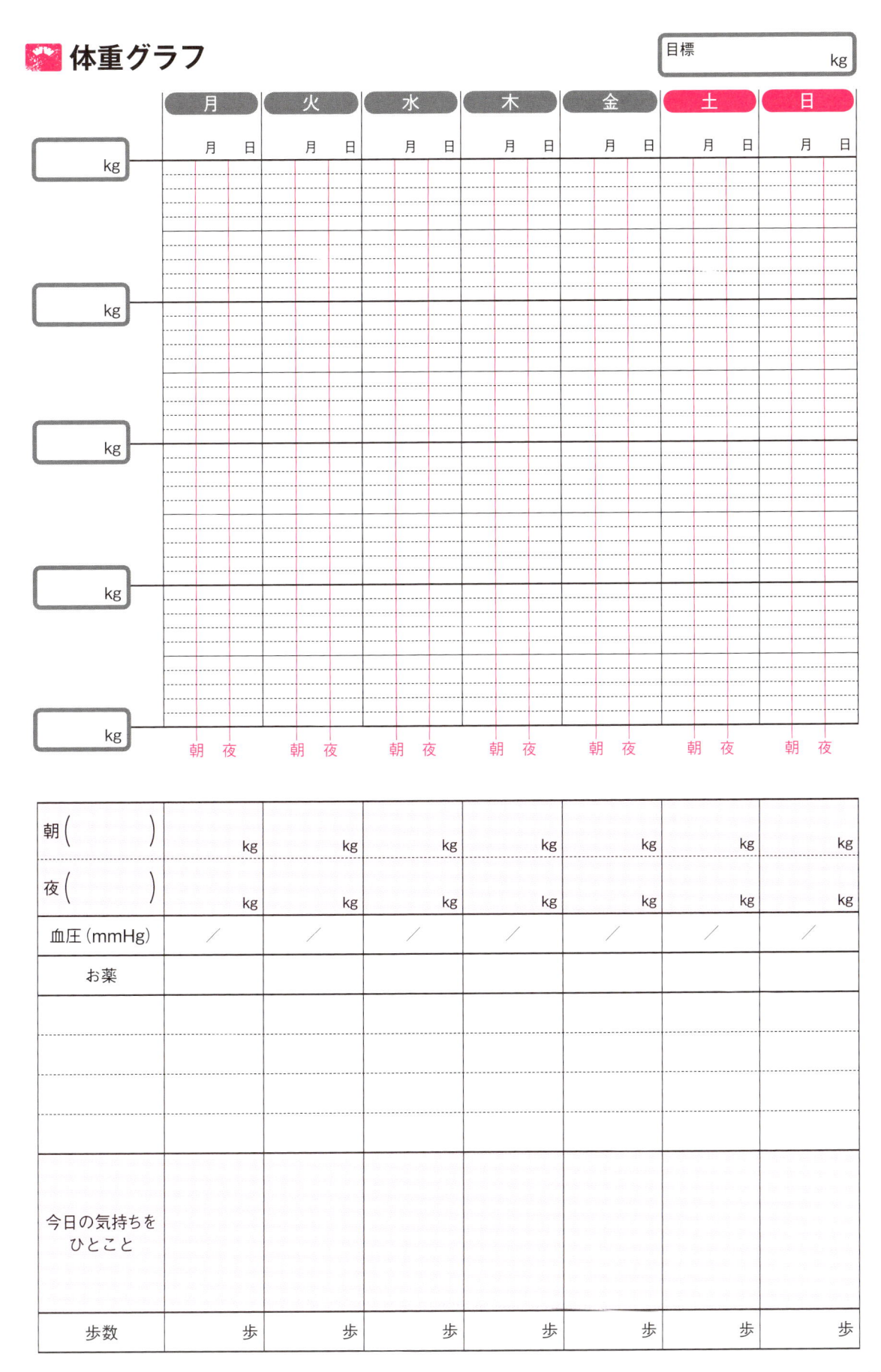

目標　　　　kg

	月	火	水	木	金	土	日
	月　日	月　日	月　日	月　日	月　日	月　日	月　日

kg

kg

kg

kg

kg

朝　夜　朝　夜　朝　夜　朝　夜　朝　夜　朝　夜　朝　夜

朝（　　）	kg	kg	kg	kg	kg	kg	kg
夜（　　）	kg	kg	kg	kg	kg	kg	kg
血圧（mmHg）	／	／	／	／	／	／	／
お薬							
今日の気持ちを ひとこと							
歩数	歩	歩	歩	歩	歩	歩	歩

🍴 毎日の食事日記

	月	火	水	木	金	土	日
	月 日	月 日	月 日	月 日	月 日	月 日	月 日
朝食							
間食							
昼食							
間食							
夕食							
間食							
感想							

体重グラフ

目標　　　kg

	月	火	水	木	金	土	日
	月　日	月　日	月　日	月　日	月　日	月　日	月　日

___ kg

___ kg

___ kg

___ kg

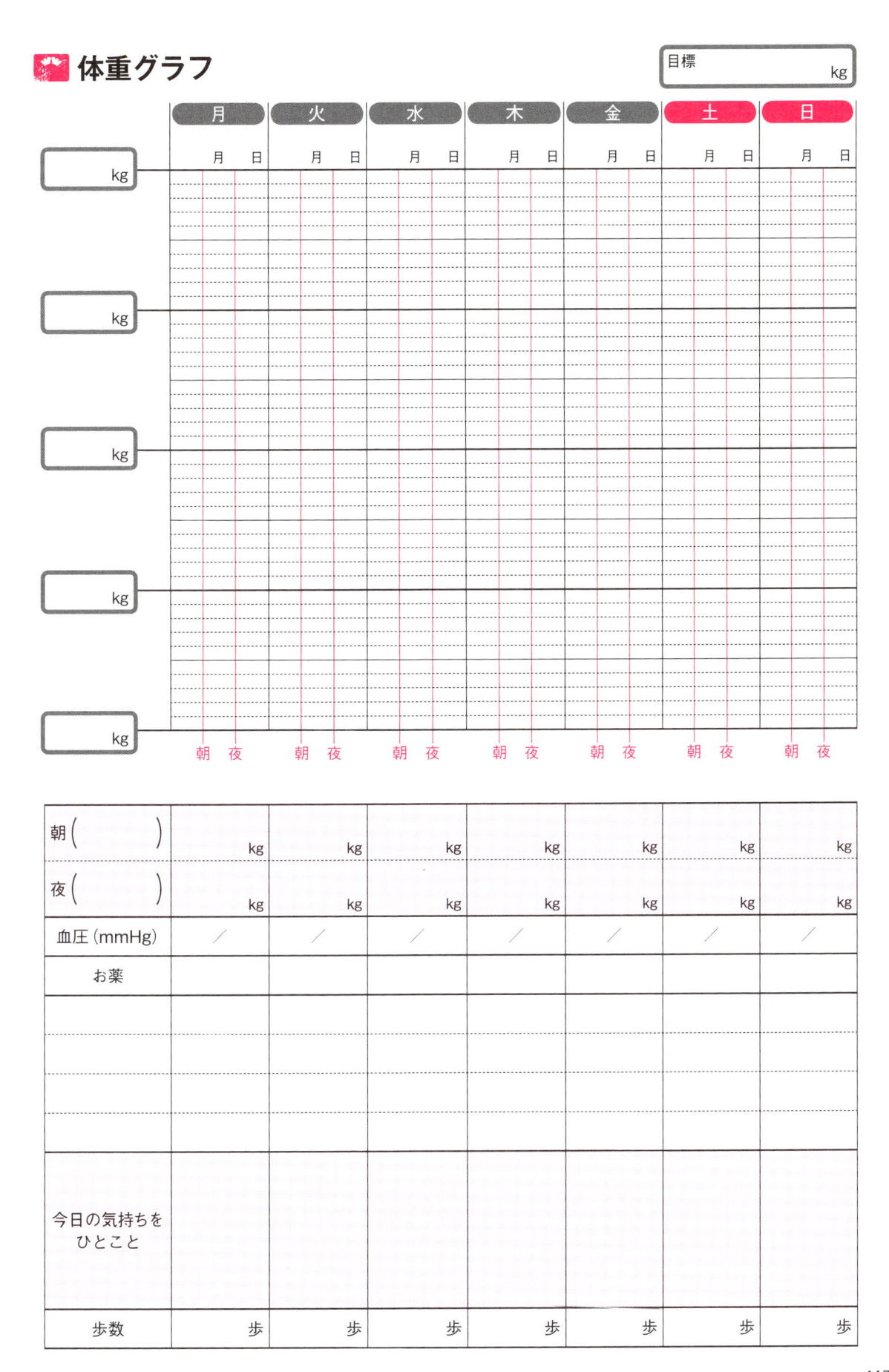

___ kg

朝　夜　　朝　夜　　朝　夜　　朝　夜　　朝　夜　　朝　夜　　朝　夜

朝（　　）	kg	kg	kg	kg	kg	kg	kg
夜（　　）	kg	kg	kg	kg	kg	kg	kg
血圧（mmHg）	／	／	／	／	／	／	／
お薬							
今日の気持ちを ひとこと							
歩数	歩	歩	歩	歩	歩	歩	歩

🍴 毎日の食事日記

	月　　月　日	火　　月　日	水　　月　日	木　　月　日	金　　月　日	土　　月　日	日　　月　日
朝食							
間食							
昼食							
間食							
夕食							
間食							
感想							

体重グラフ

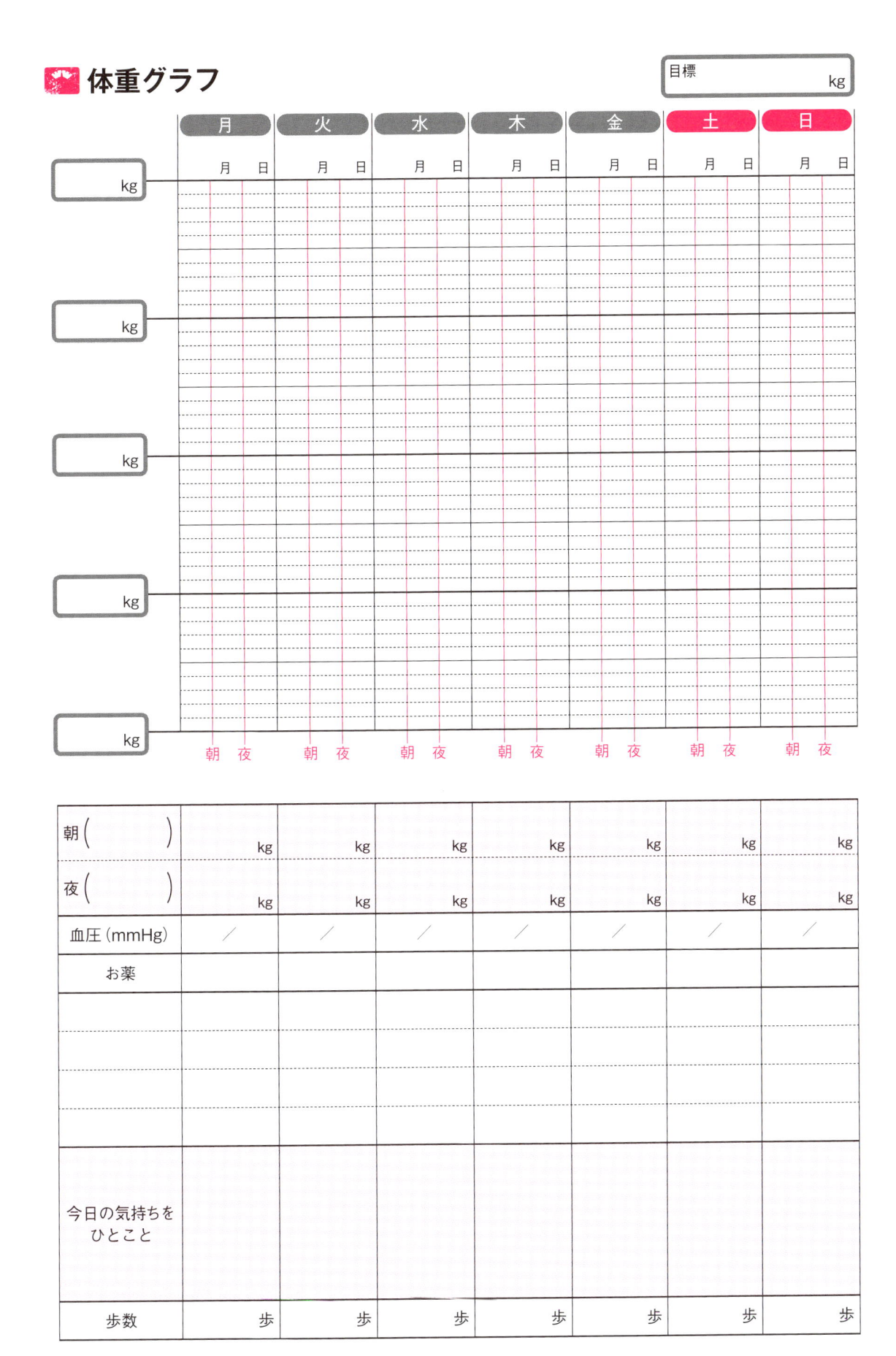

目標　　　kg

	月	火	水	木	金	土	日
	月　日	月　日	月　日	月　日	月　日	月　日	月　日

kg

kg

kg

kg

kg

朝 夜　朝 夜　朝 夜　朝 夜　朝 夜　朝 夜　朝 夜

朝（　　　）	kg	kg	kg	kg	kg	kg	kg
夜（　　　）	kg	kg	kg	kg	kg	kg	kg
血圧（mmHg）	/	/	/	/	/	/	/
お薬							
今日の気持ちを ひとこと							
歩数	歩	歩	歩	歩	歩	歩	歩

毎日の食事日記

	月 月 日	火 月 日	水 月 日	木 月 日	金 月 日	土 月 日	日 月 日
朝食							
間食							
昼食							
間食							
夕食							
間食							
感想							

体重グラフ

目標　　　kg

	月	火	水	木	金	土	日
	月　日	月　日	月　日	月　日	月　日	月　日	月　日

kg

kg

kg

kg

kg

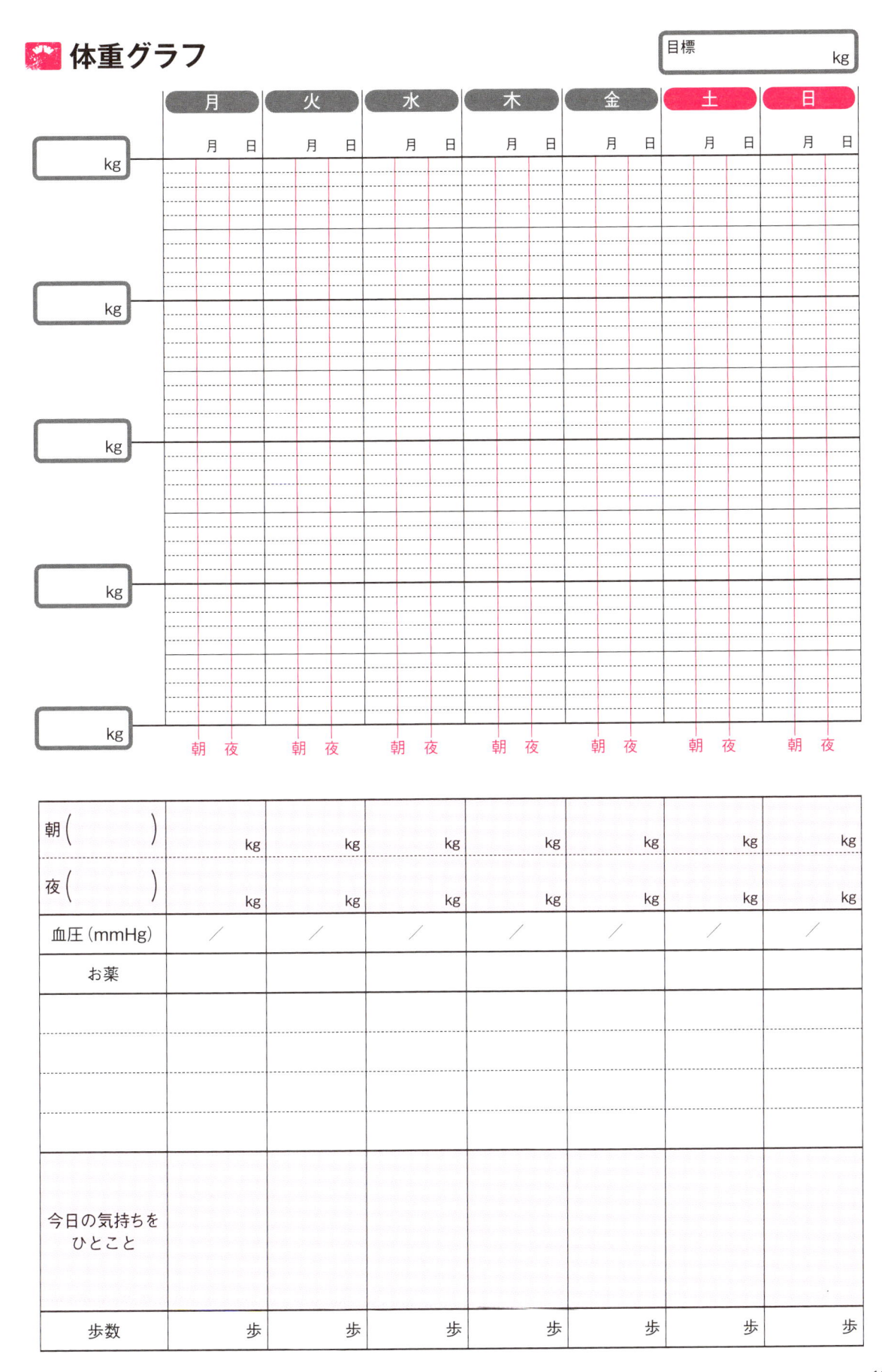

朝　夜　朝　夜　朝　夜　朝　夜　朝　夜　朝　夜　朝　夜

朝（　　　）	kg	kg	kg	kg	kg	kg	kg
夜（　　　）	kg	kg	kg	kg	kg	kg	kg
血圧（mmHg）	／	／	／	／	／	／	／
お薬							
今日の気持ちをひとこと							
歩数	歩	歩	歩	歩	歩	歩	歩

🍴 毎日の食事日記

	月	火	水	木	金	土	日
	月　日	月　日	月　日	月　日	月　日	月　日	月　日
朝食							
間食							
昼食							
間食							
夕食							
間食							
感想							

体重グラフ

目標　　　kg

	月	火	水	木	金	土	日
	月　日	月　日	月　日	月　日	月　日	月　日	月　日

kg

kg

kg

kg

kg

朝　夜　朝　夜　朝　夜　朝　夜　朝　夜　朝　夜　朝　夜

朝（　　）	kg	kg	kg	kg	kg	kg	kg
夜（　　）	kg	kg	kg	kg	kg	kg	kg
血圧（mmHg）	/	/	/	/	/	/	/
お薬							
今日の気持ちを ひとこと							
歩数	歩	歩	歩	歩	歩	歩	歩

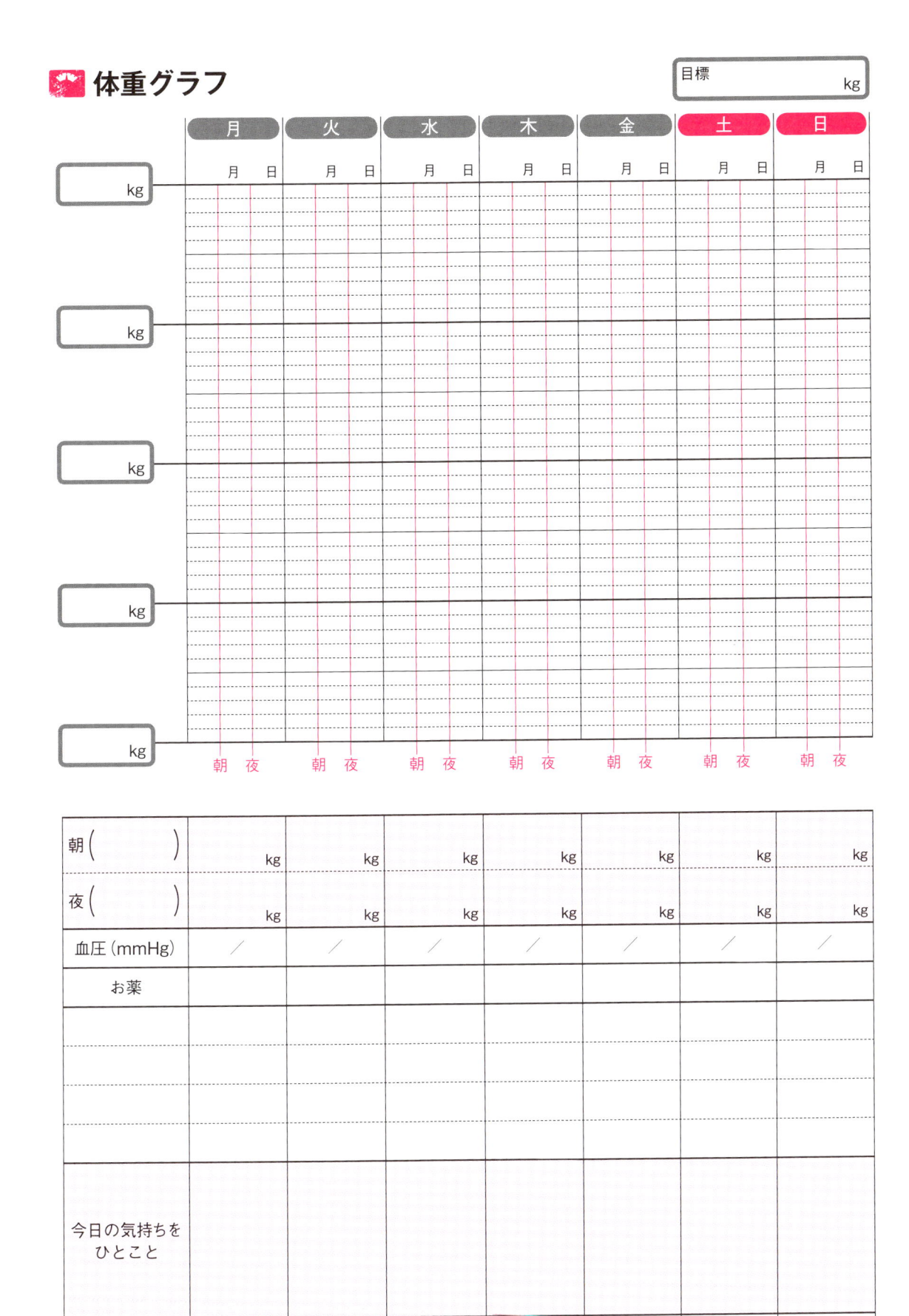

「やせるレシピ」と合わせて実践しよう！
手軽な運動で、"やせる力"アップ！

"運動"といっても、軽く体を動かすだけでもOK。日常生活のなかで、できることから始めましょう。
食事を見直し、そのうえ体も動かせば、理想の体型にさらに近づけます！

▶▶ 体を動かすことは、「やせる」にこうつながる！

健康な状態には、摂取したエネルギーと消費したエネルギーがバランスよく保たれていることが大切です。摂取したエネルギーが上回ると、消費されずに余ったエネルギーが脂肪として蓄積されます。そこで体を動かしてエネルギーを消費すれば、体重減少、肥満防止、内臓脂肪減少などの効果が得られます。それによって体が軽くなり、同時に体力もつくので、日常生活を送ることがラクになるのです。

メタボが原因となっている糖尿病のほとんどの場合、インスリンが効きにくくなっています。適切な運動を継続するということは、効きにくくなっているインスリンの働きを良くし、血糖コントロールの改善につながります。

ほかにも、足腰の筋力が鍛えられることでの老化予防、ストレス解消や気分転換など、体を動かすことの効果はたくさんあります。

▶▶ 体を動かすことを習慣にするには？

運動は、継続することで効果が出やすくなります。続ける秘訣として、まず、日常生活のなかの小さなことから始めること。階段を使う、ひと駅ぶん歩くなど、できることからでよいのです。そして次に、モチベーションを高めること。理想の自分をイメージしたり、ちょっとした効果を強く実感したりして、ポジティブに、楽しく取り組むようにしましょう。

- 15分程度の距離なら電車に乗らずに歩いてみよう
- エスカレーターは使わないで階段で上ろう
- 気軽にできるウォーキングを始めてみよう
- 目標が達成できたら、自分へのご褒美に新しい靴を買おう
- 簡単なストレッチを毎日寝る前にやるようにしよう
- 今より1サイズ小さい服を着られる自分をイメージしよう
- 一緒に運動する家族や友達を見つけよう

▶▶ 体を動かすときには、こんなことに気をつけよう

運動が終わったら汗をふき、水分補給をしましょう。また、運動前や運動中〜後に以下のような状態になった場合には、運動を中止するようにしてください。

こんなときはストップ！ 運動前
- 体調が悪いとき（発熱、頭痛、腹痛、下痢などがみられたとき、睡眠不足時、強い疲労時など）
- 関節や筋肉に痛みがあるとき
- 安静時の脈拍が1分間で100回以上あるとき
- 安静時の収縮期血圧（高いほうの血圧）が180mmHg以上あるとき

こんなときはストップ！ 運動中〜後
- 動悸がするとき、脈が乱れたとき、胸が痛んだり締めつけられるような感覚のとき
- 冷や汗、めまい、手のふるえなど、低血糖症状がみられたとき
- そのほかに何らかの症状が出たり、それが続くような場合は、かかりつけの医師に相談してください。

▶▶ 今日から始めよう カンタン！タオルストレッチ

すぐに始められる、タオルを使った手軽なストレッチを紹介します。
できそうなもの3〜4つぐらいからやってみましょう。ウォーキングの前にやれば、
準備運動にもなって効果的です。使うタオルは、ごく普通のフェイスタオルでOKです。

上体のばしストレッチ

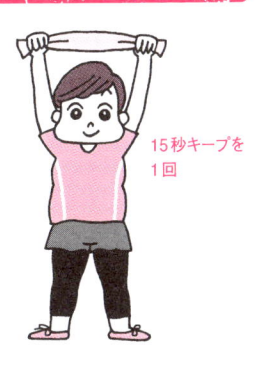

15秒キープを
1回

タオルを肩幅より少し広めの位置で両手で持ち、全身を上に伸ばします。

上体脇のばしストレッチ

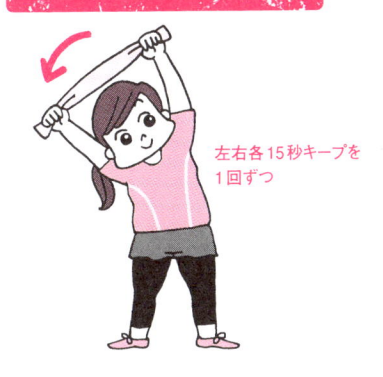

左右各15秒キープを
1回ずつ

上体のばしストレッチ同様にタオルを両手で持ち、体を真横に倒し、体の側面を伸ばします。

上体ひねりストレッチ

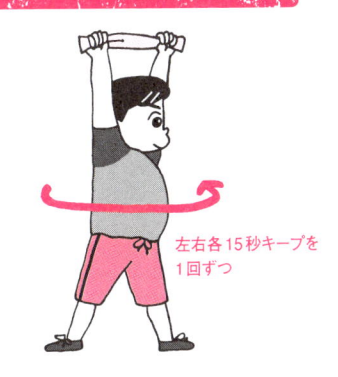

左右各15秒キープを
1回ずつ

上体のばしストレッチ同様にタオルを両手で持ち、腰から上体をひねったところでキープします。

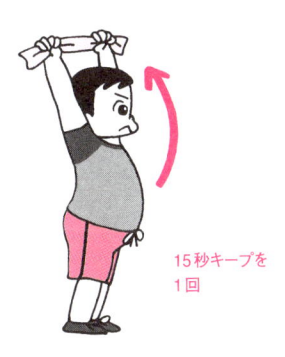

胸のばしストレッチ

15秒キープを
1回

タオルを両手で持ち、胸の高さから頭上まで腕を伸ばしたまま上げ、胸を張ります。

肩まわりストレッチ

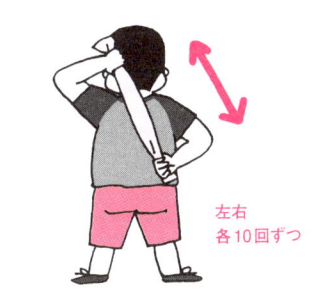

左右
各10回ずつ

タオルを背中側で両手で持ち、一方の腕だけ頭の上まで上げて肘を曲げ、背中をタオルでごしごし洗うように手を上下に動かします。

肩甲骨ストレッチ

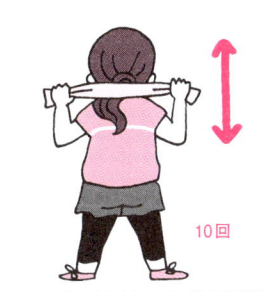

10回

タオルを両手で持ちます。バンザイの姿勢から、タオルを頭の後ろに持ってくるように肘を真下に下ろし、肩甲骨を上下させます。

ふくらはぎのばしストレッチ

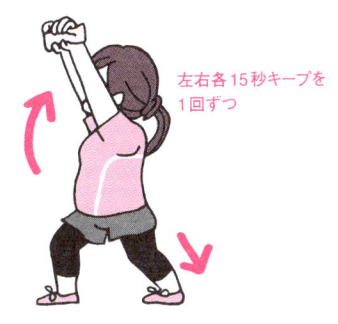

左右各15秒キープを
1回ずつ

タオルを両手で持ち、足を前後に開きます。
片方の足は軽く曲げ、もう片方のふくらはぎを伸ばします。
同時に腕を伸ばし、そのままゆっくりと上げていきます。

太もものばしストレッチ

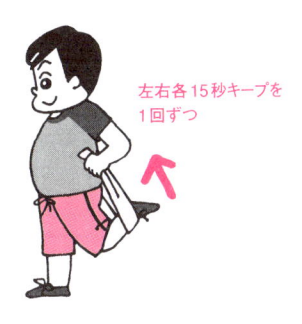

左右各15秒キープを
1回ずつ

タオルを体の後ろ側で両手で持ち、片方の足を後ろに曲げてタオルをかけ、かかとを尻に引き寄せるようにします。このとき、膝の皿は下を向くようにします。

比べればわかる！このエネルギーってどのくらい？

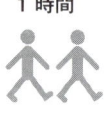

この食べもの、飲みもののエネルギーを**散歩**で消費するなら、かかる時間はこのくらい！

たとえば、バニラアイスのエネルギー（＝240kcal）は、1時間30分の散歩をしないと消費できません。

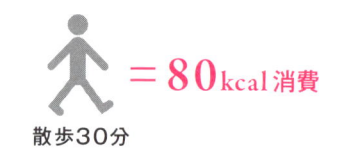

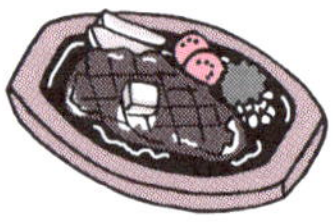

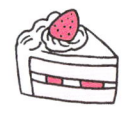

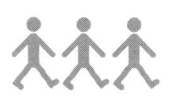

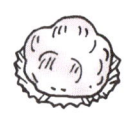

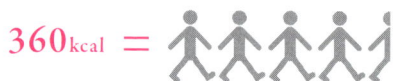

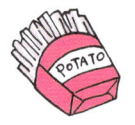

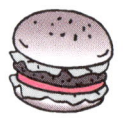

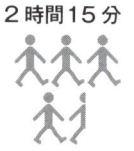

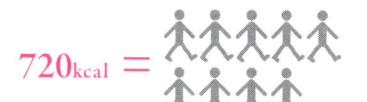

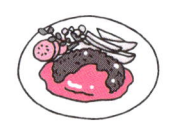

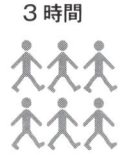

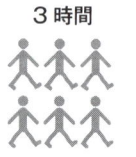

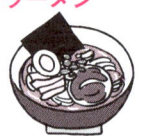

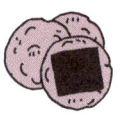

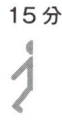

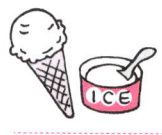

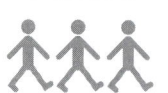

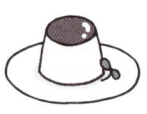

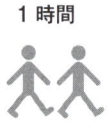

散歩30分 ＝ 80kcal消費

食品	エネルギー	散歩時間
ショートケーキ	360kcal	2時間15分
シュークリーム	240kcal	1時間30分
フライドポテト	240kcal	1時間30分
ハンバーガー	360kcal	2時間15分
ステーキ	720kcal	4時間30分
ハンバーグ	480kcal	3時間
ラーメン	480kcal	3時間
せんべい（2枚）	40kcal	15分
バニラアイス	240kcal	1時間30分
プリン	160kcal	1時間
ピザ（Mサイズ 1/8切れ）	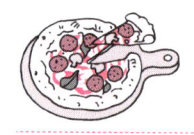 160kcal	1時間
ビール（200ml）	80kcal	30分
カレーライス	800kcal	5時間
オレンジジュース（210ml）	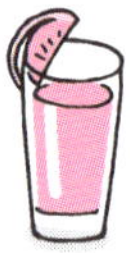 160kcal	1時間
どら焼き	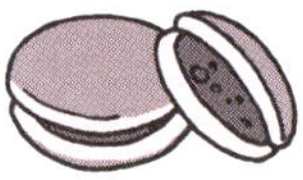 240kcal	1時間30分
日本酒（1合・150ml）	160kcal	1時間

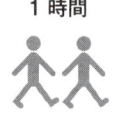

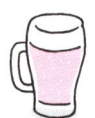

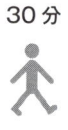

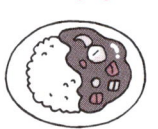

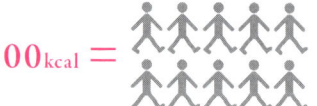

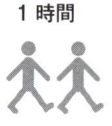

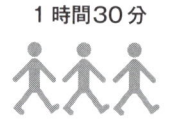

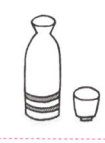

この運動で**80kcal**を消費するなら、かかる時間はこのくらい！

たとえば、80kcalを消費するには、
サイクリングなら20分続けて行うことが必要です。

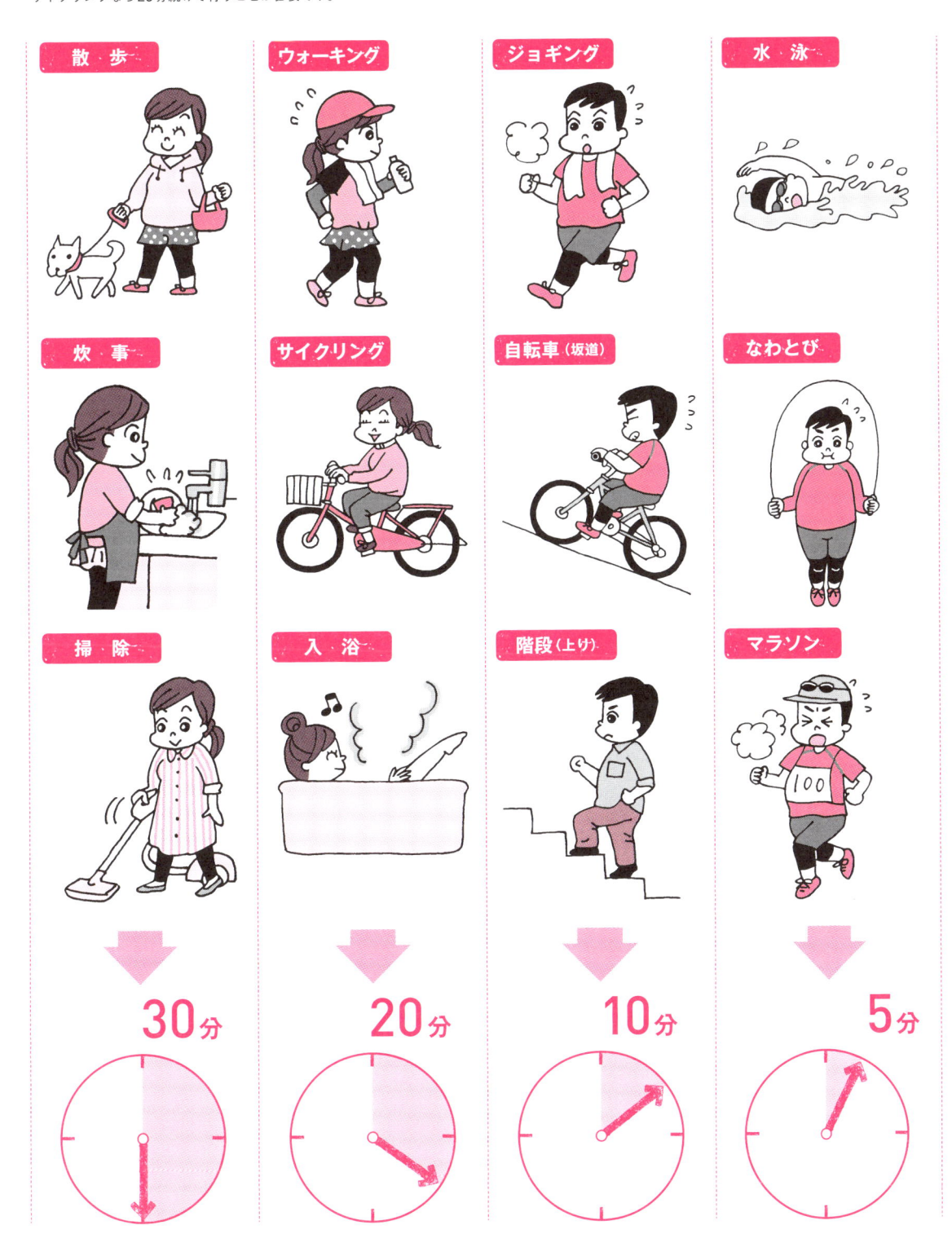

散歩	炊事	掃除	→ **30分**
ウォーキング	サイクリング	入浴	→ **20分**
ジョギング	自転車（坂道）	階段（上り）	→ **10分**
水泳	なわとび	マラソン	→ **5分**

独立行政法人 国立病院機構
京都医療センター

国から内分泌・代謝疾患の高度専門医療施設、成育医療の基幹医療施設、がん・循環器・感覚器・腎疾患の専門医療施設として指定されている高度総合医療機関。病床数は600床、38診療科を有する。糖尿病専門外来は1968年に設置され、現在、糖尿病センターとして多くの患者の治療にあたっている。肥満・メタボリックシンドローム外来は糖尿病センター内に開設された特殊専門外来で、遠方からも多くの患者が診療に訪れる。この本は、患者のため、メタボ外来と栄養管理室の指導のもと院内のレストランで提供していた低カロリー献立を中心に、家庭で作りやすいよう調整、考案したレシピをまとめたもの。

http://www.hosp.go.jp/~kyotolan/

全体監修／臨床研究センター 糖尿病研究部 臨床代謝栄養研究室室長　浅原哲子
協　　力／糖尿病センター 内科医師　小鳥真司

栄養監修／栄養管理室長　西田博樹
栄養監修／副栄養管理室長　大池教子
栄養監修／管理栄養士　山地聡子

調理指導／調理師長　福井 勝

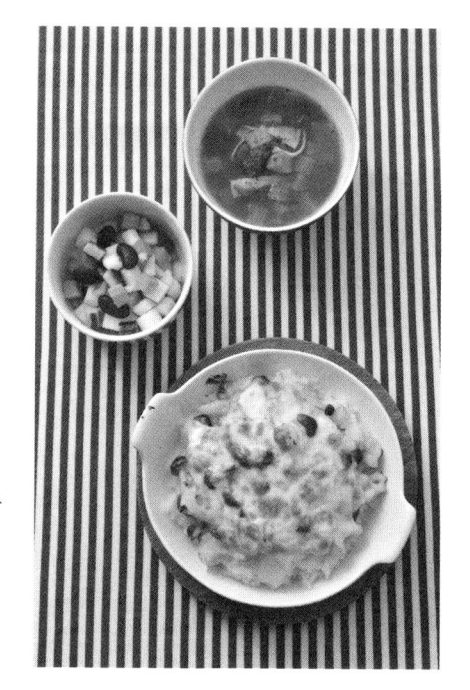

編集長／若杉美奈子
編　集／落合加依子　平井薫子

取　材／久保木 薫
撮　影／武井メグミ
スタイリング／浜田恵子

装丁・本文デザイン／浅海新菜、平川ひとみ（及川真咲デザイン事務所）
イラスト／にしだきょうこ（ベルソグラフィック）
校　閲／麦秋アートセンター　　　　　　　　　　　※撮影協力／UTUWA

『京都医療センター メタボ外来の 3か月で確実！ やせるレシピ』

2014年11月19日　第1刷発行

著者　　独立行政法人 国立病院機構 京都医療センター
　　　　Ⓒ Kyoto Medical Center

発行者　沢田 浩

発行所　株式会社セブン＆アイ出版
　　　　〒102-0083　東京都千代田区麹町 5-7-2
　　　　麹町 31MTビル 5F
　　　　http://www.7andi-pub.co.jp/
　　　　☎ 03-6238-2884（編集）
　　　　☎ 03-6238-2886（販売）

印刷・製本　凸版印刷株式会社

落丁本、乱丁本は購入書店名を明記のうえ、小社販売部あてにお送りください。送料小社負担にてお取り替えいたします。但し、古書店で購入されたものについてはお取り替えできません。なお、この本の内容についてのお問い合わせは、小社生活書編集部あてにお願いいたします。本書の無断複写（コピー）は、著作権法上での例外を除き、禁じられています。定価はカバーに表示してあります。

Printed in Japan　　ISBN 978-4-86008-643-5

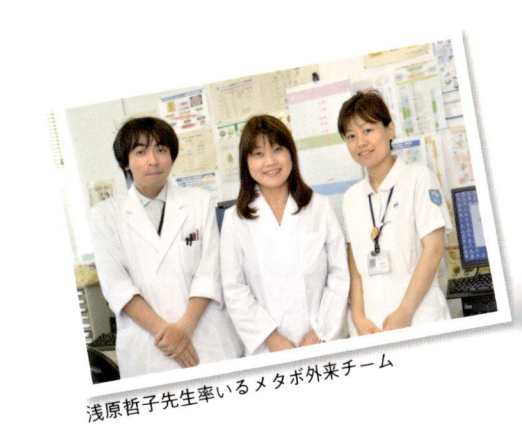

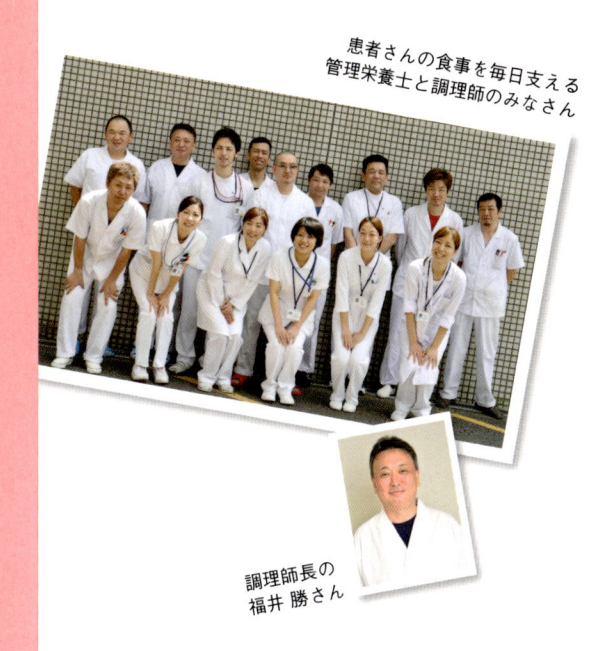

浅原哲子先生率いるメタボ外来チーム

患者さんの食事を毎日支える
管理栄養士と調理師のみなさん

調理師長の
福井 勝さん

セブン&アイ出版のホームページ
http://www.7andi-pub.co.jp/

ISBN978-4-86008-643-5
C2077 ￥1300E

セブン&アイ出版
定価=本体**1300**円(税別)

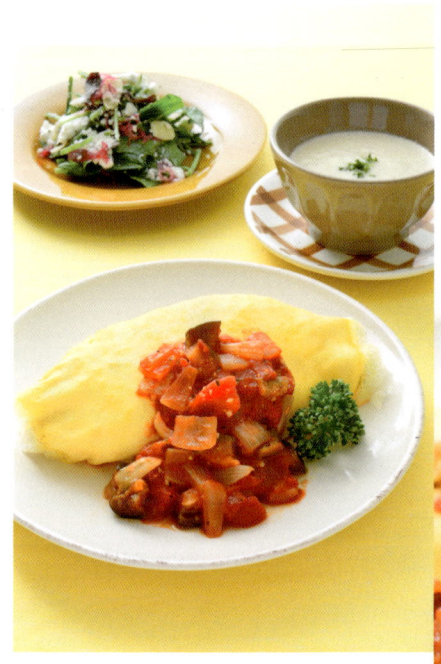

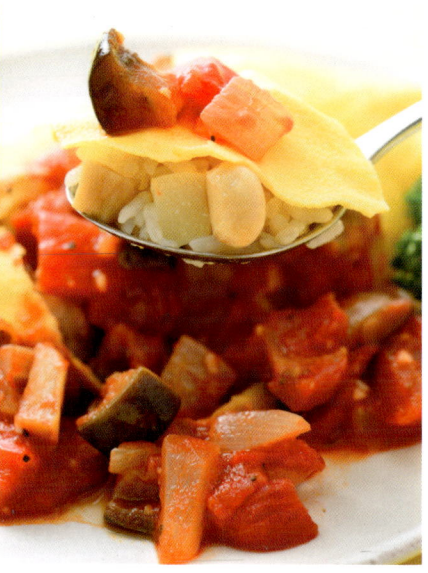

9784860086435

1922077013006

3年目でも これだけは押さえたい！

助産ケアの基本

- 超音波判読
- 胎児心拍数モニタリング
- ハイリスク妊産婦管理
- 妊婦健診対応
- 新生児ケア
- 社会資源活用

監修 **中塚幹也** 岡山大学大学院 保健学研究科 教授

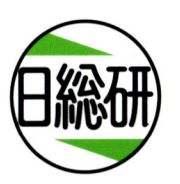

日総研